Roswitha Ram

moving

macht den Rücken fit

SR

Sensus & Ratio Verlag

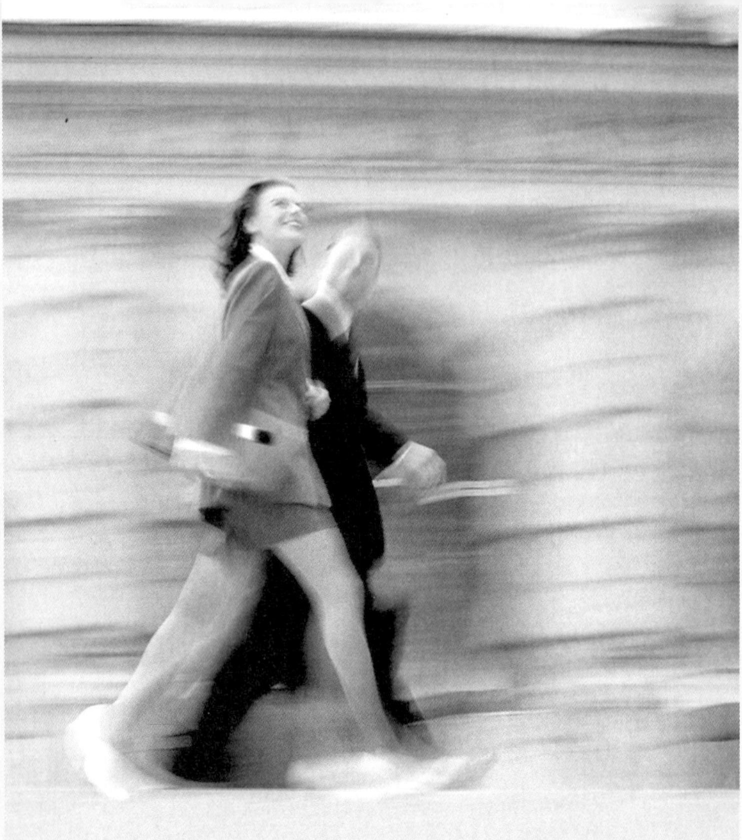

Roswitha Ram

moving

macht den Rücken fit

Die Deutsche Bibliothek - CIP-Einheitsaufnahme

Ram-Devrient, Mag. pharm. Roswitha:
Moving

Sensus & Ratio Verlag
Roswitha Ram-Devrient
83703 Gmund

3. überarbeitete Auflage

Gestaltung: dc grafik · Devrient Computer Grafik, Gmund

Printed in Germany
ISBN 3-9803794-6-9

Wichtige Hinweise

Die in diesem Buch dargestellte Methodik ist eine auf wissenschaftlichen Grundlagen basierende Zusammenstellung von bewährten Übungen aus der traditionellen, chinesischen Medizin.

Sie bieten aber keinen Ersatz für kompetenten medizinischen Rat! Bei Beschwerden sollten Sie auf jeden Fall einen Arzt konsultieren. Eine Haftung für etwaige Personenschäden ist ausgeschlossen.

Danksagung

Für Anregungen und konkrete Hilfestellungen danke ich Jacqueline Devrient, Jürgen Fischer, Eva von Freeden, Heidrun Graupner, Thomas Kaufmann-Devrient, Patricia Kropius, Anette Plaschka, Antje Scheerke, Sascha Scheurer, Dr. Veronika Wissert, meinen Kindern Roswitha und Rosemarie und vor allem meinem Mann Ludwig, der an der Entstehung dieses Buches massgeblich beteiligt war.

Vorwort

Wir alle leben in bewegten Zeiten, aber bleiben wir deshalb auch automatisch selbst in Bewegung? Wie ist das bei Ihnen? Verbringen Sie Ihre Tage wie viele Menschen eher statisch vor dem Schreibtisch oder im Auto sitzend? Und wie geht es dabei Ihrem Rücken?

Ob ich eine Idee habe, wie man im Alltag in Bewegung bleiben und dabei auch noch den Rücken entlasten kann? Klar – *moving*! *moving* ist einfach, leicht und angenehm durchführbar und wirkt sich innerhalb kürzester Zeit positiv auf Gesundheit und Wohlbefinden aus.

Sind Sie neugierig geworden wie *moving* funktioniert? Blättern Sie bitte um und lesen Sie weiter. Auch Sie werden begeistert sein!

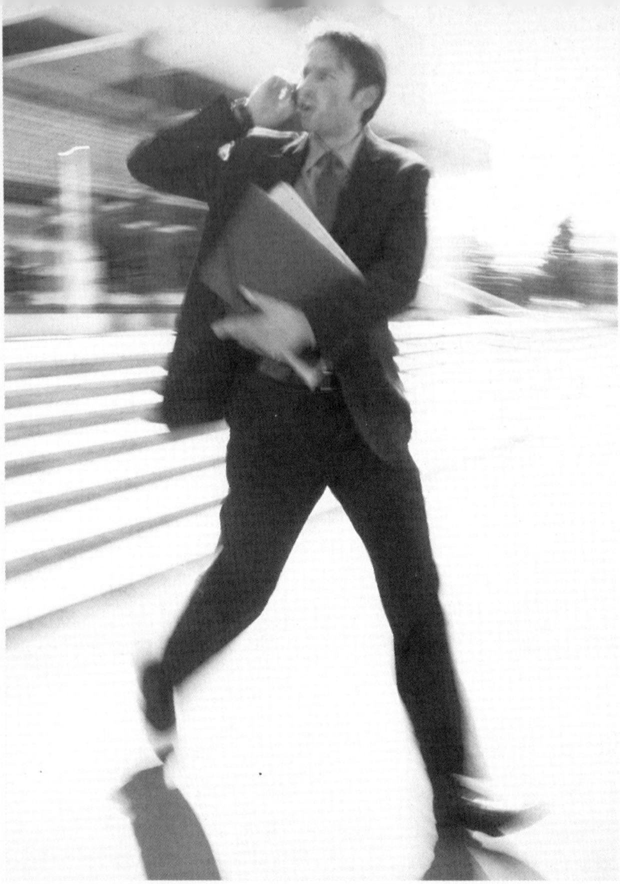

Erstes Kapitel

Was?

Wie bewegen Sie sich im Alltag ?
- Steigen Sie ächzend aus dem Auto?
- Sitzen Sie verspannt am Schreibtisch?
- Halten Sie Ihre Kaffetasse so fest, dass Ihre Fingerknöchel weiß werden?
- Gehen Sie häufig 'schnell noch' ein kaufen?

Sie denken nicht darüber nach, wie Sie sich bewegen? Das kann ich verstehen, es war auch für mich kein vordringliches Thema – bis ich eines Tages ein Buch fand, in dem klar dargelegt wurde, dass man sehr viel angenehmer und gesünder durchs Leben gehen könnte, wenn man sich der Art seiner Bewegung bewusst wäre. Die logische Argumentation des Autors, warum durch Aufmerksamkeit auf das persönliche Bewegungsprofil das Leben, besonders in fortgeschritteneren Jahren, erheblich lebenswerter wird, war beeindruckend:

Zuerst wurde in dem Buch die Entwicklung unserer Urahnen beschrieben, die bekanntermaßen ihr Dasein in freier Wildbahn fristeten und nur durch Kampf oder Flucht überlebten. Um vor

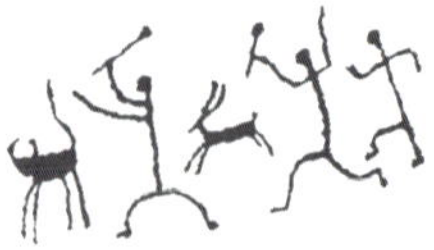

Löwen davon zu laufen oder Bären zu erlegen war naturgemäß körperliche Kraft notwendig, und damit unsere Urahnen diese auch immer sofort zur Verfügung hatten, entwickelte sich im Laufe der Evolution folgender brillante Stress-Mechanismus:
Bei jedem subjektiven Gefühl von Alarmierung, Herausforderung, Angst, Unbehagen, Wut, also Stress im weitesten Sinne des Wortes wird der Organismus durch die Ausschüttung von Adrenalin auf Muskelkraft programmiert.

Die Tatsache, dass wir im Alltag immer wieder in Sekunden ein kampfbereites Kraftpaket werden, verdanken wir also der archaischen Historie unseres vegetativen Nervensystems, das durch die hormonelle Aktivierung von Adrenalin für Muskel-Power sorgt. Diese medizinischen Zusammenhänge waren mir nicht gerade neu und eigentlich seit der Schule geläufig. Ich wollte das Buch gerade wieder aus der Hand legen, als es spannend wurde. Der Autor behauptete, die Stressreaktion laufe in unserem Organismus heutzutage noch in genau der gleichen Weise ab wie zu Urzeiten, nur sei dies nicht mehr ganz so optimal für uns wie damals. Denn da man den in vielfacher Menge vorhandenen Stressoren nicht mehr wie früher hinterher- oder vor ihnen davonläuft, setzt man zur Stressbewältigung in den allermeisten Fällen so gut wie gar keine Muskelkraft mehr ein. Wir verdienen unser täglich Brot mit Tätigkeiten wie Büroarbeit, Telefonieren, Autofahren, Unterrichten etc. und sind dabei häufig kaum noch körperlich gefordert. Dadurch wird die beim täglichen Stress automatisch in die Muskulatur gepumpte Kraft nicht mehr verbraucht und bleibt ohne entsprechenden Ausgleich wie z.B. vier Wochen Südsee dem Körper als Dauermuskelspannung erhalten. Diese nicht verbrauchte Muskelkraft akkumuliert

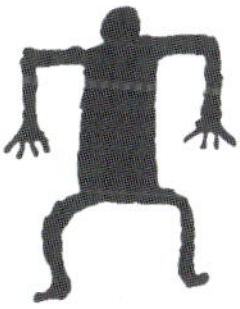

dann im Laufe der Jahre, sodass praktisch jeder von uns in zunehmendem Alter, mit einer immer höher werdenden Spannung der Muskulatur konfrontiert ist, ohne sich dessen bewusst zu sein. Man bewegt sich im Dauerzustand angespannt und verschwendet bei allen täglichen Verrichtungen wie Zähne putzen / Hausarbeit / Büroarbeit / einkaufen / sogar bei ganz normalem Stehen / Gehen / Sitzen und auch Liegen täglich Energie, die an anderer Stelle wesentlich besser eingesetzt werden könnte.

Weiterhin stellte der Autor höchst ungewöhnliche Fragen wie:

- Kämpfen Sie mit Ihrem Chef , wenn Sie sich ärgern, oder ziehen Sie sich mit geballten Fäusten in Ihr Büro zurück um dann ohne Verzug mit der Bearbeitung des wartenden Aktenberges zu beginnen?
- Machen Sie , wenn Sie angestrengt arbeiten, zwischendurch ein paar Klimmzüge oder hämmern Sie ein-

fach Stunde um Stunde auf die PC-Tastatur ein?

- Treffen Sie auf dem Weg nach Hause einen Sparring-Partner, mit dem Sie die tagsüber aufgestaute Spannung durch einen Boxkampf abarbeiten oder setzen Sie sich einfach ins Auto oder in die U-Bahn und fahren nach Hause?

Natürlich war bei diesen Fragen für mich die zweite Alternative zutreffend. Damit war ich automatisch der Kategorie von Menschen zuzuordnen, die täglich Muskelspannung aufbaut und diese aber nicht mehr loswird. Jahr um Jahr erhöht sich die muskuläre Anspannung und praktisch jeder von uns plagt sich mit einem viel zu hohen Energieaufwand durchs Leben. Um die unausweichliche Schlussfolgerung des Autors zu untermauern, wurde noch ein kleiner Test angeboten:
Nehmen Sie einen Bleistift oder Kugelschreiber und halten Sie diesen fest! Haaaaalt, stop! Sie sollen den Bleistift nicht zerdrücken, sondern ihn einfach nur halten. Noch mal von vorne: Halten Sie den Bleistift, aber nicht so fest wie

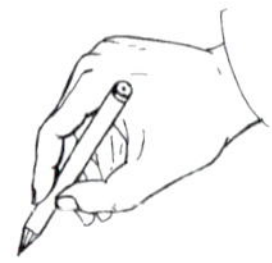

vorhin, sondern nur mit minimaler Energie, also nur mit der Kraft, die Sie brauchen, um den Bleistift nicht fallen zu lassen. Halten Sie normalerweise den Bleistift mit so wenig Kraft? Nein? Dann können Sie davon ausgehen, daß Sie (ebenso wie ich) im Alltag jede Bewegung mit viel zu viel Kraft ausführen und täglich wertvolle Energie verschwenden um für Kämpfe gerüstet zu sein, die nicht mehr körperlich sondern nur mental ausgetragen werden. Dies kostet Sie viel Lebensqualität und zwar jeden Tag des Jahres.

An dieser Stelle des Buches fand ich mich langsam damit ab, nicht ganz so locker zu sein, wie ich es bisher immer angenommen hatte, und eher unökonomisch mit meiner kostbaren Lebensenergie umzugehen. Ein kleiner Trost dabei war, daß ich mich offensichtlich in guter Gesellschaft befand.

Denn der Autor schilderte seine eigene Erfahrung, wie auch bei ihm die zunehmende Muskelverhärtung ganz subtil im Laufe der Jahre immer ausgeprägter wurde ohne dass er dies bewusst bemerkt hätte. Auch er wurde erst dann hellhörig, als bereits Rückenschmerzen auftraten und er keine Möglichkeit mehr hatte, den Anfängen zu wehren, sondern sich mit seinem verhärteten und verspannten Muskelapparat herumschlagen musste - und damit endete das Buch. Zu meinem Bedauern zeigte der Autor keinerlei praktikable Mittel und Wege auf, wie man der drohenden Dauerverspannung im Alter entgehen könne, sodass man annehmen musste, die mit den Jahren zunehmende Erstarrung des Bewegungsapparates sei unausweichlich. Der Leser und damit auch ich wurde mitleidlos seinem Schicksal überlassen.

Ich war ziemlich frustriert. Möchten Sie Jahr für Jahr verspannter werden ? Ich hatte dazu keine Lust und entschloss mich, nach einer Methode zu suchen wie man diesem archaischen Kraftmechanismus ein Schnippchen schlagen konnte. Das erste Buch, das ich auf meiner Suche nach einer lockeren Lebensweise fand, war von einem östlichen Meister geschrieben. Es hatte den blumigen Titel ‚Der Himmel auf Erden' oder so ähnlich und versprach sofortige Erlö-

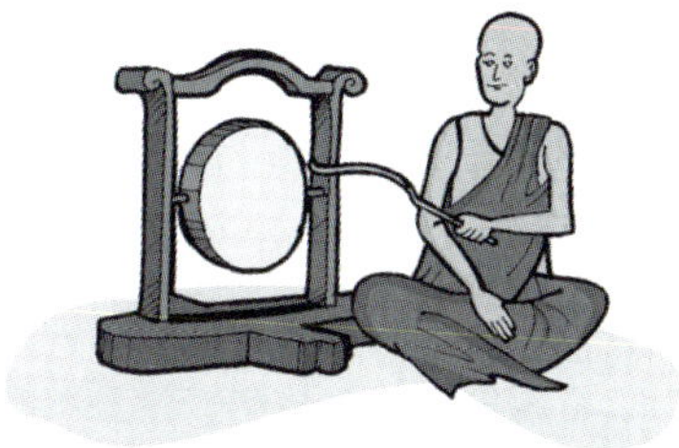

sung von jeder Art von Anspannung und Stress. Wie das genau funktioniert wurde vom Autor als uraltes Mysterium geschildert, das eigentlich nur von Meister zu Meister weitergegeben werden dürfte. Aber freundlicherweise hatte sich dieser Autor entschlossen, in einer Kurzfassung von etwa 400 Seiten das Geheimnis zu lüften und auch den Menschen im Westen den Weg zur Erleuchtung zu zeigen. Unverdrossen studierte ich die seitenlangen bildhaften Ausführungen des Meisters in der Hoffnung, am Ende des Buches zu verstehen, wie diese geheime Technik nun funktioniert – aber leider war ich danach nicht wesentlich schlauer als vorher. Von Natur aus bin ich sehr geduldig und nur dadurch war es mir möglich Buch um Buch durchzuarbeiten nur um am Ende wieder einmal zu wissen, dass ich nichts wusste. Es dauerte viele Jahre bis ich endlich auf Publikationen von wirklichen Meistern stiess und mir nach und nach ein Licht aufging. Ich begriff, dass das 'Geheimnis' eigentlich ganz einfach ist, aber auf verwirrend viele verschiedene Arten

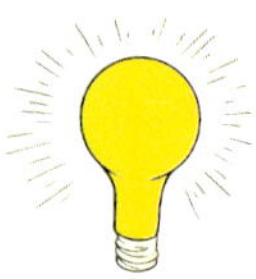

funktioniert und dadurch auch auf viele verschiedene Arten dargestellt wird. Erst nachdem ich das brillante System in diesem vermeintlichen Chaos erkannt hatte, konnte ich ein echtes Verständnis für die dargestellten Techniken entwickeln. Ich nehme an, dass Sie sich diese jahrelange Lernzeit gerne ersparen und sofort wissen möchten, wie man das 'Geheimnis' in die Praxis umsetzen kann. Bitte sehr - nachfolgend finden Sie in kurzer und verständlicher Form eine der Möglichkeiten, wie Sie im Alltag locker bleiben und Ihren Rücken fit halten können und sich bis ins hohe Alter Ihre Gesundheit und Beweglichkeit erhalten können. Das Gute an dieser Technik ist, daß sich diese praktisch ohne Aufwand überall einsetzen lässt - am Besten, Sie probieren es gleich mal selbst aus:

Lassen Sie den linken (oder rechten) Arm locker und seitlich nach unten hängen wie den Arm einer Marionette, der locker am Faden hängt. Bewegen Sie nun Arm und Hand mit dem geringstmöglichen Kraftaufwand und

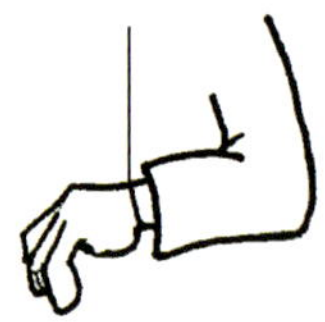

bewusst langsam im Zeitlupentempo Millimeter für Millimeter nach oben, so als ob Arm und Hand sanft an einem Faden nach oben gezogen würden. Achten Sie darauf, dass der Arm auch während der Bewegung locker bleibt und lächeln Sie – zumindest innerlich. Nach etwa dreißig bis sechzig Sekunden lassen Sie den Arm ebenso langsam, Millimeter für Millimeter, wieder sinken.

Woran haben Sie dabei gedacht?

- bewusst an das Heben des Armes?
- daran, den Arm locker zu lassen?

Gut! Sie können den Arm jetzt wieder auf dem Tisch, Stuhl oder Oberschenkel ablegen und den Unterschied zu dem bisher nicht bewegten Arm spüren.

- Ist er etwas lockerer geworden?
- Fühlt er sich wärmer an?
- Spüren Sie eine verbesserte Durchblutung oder andere angenehme Veränderungen? Ja?

Bestens - durch diese lockere, langsame Armbewegung sind in wenigen Sekunden folgende wohltuende Effekte eingetreten:

- Die Muskelspannung in Ihrem Arm wurde verringert und damit hat sich auch die Muskelspannung im ganzen Körper etwas reduziert.
- Die Durchblutung im Armbereich hat sich verbessert und damit wurde auch die Durchblutung im gesamten Organismus etwas angeregt.
- die Atmung wurde tiefer und damit hat sich auch die Atmungsfunktion insgesamt etwas verbessert und ihr Organismus bekommt mehr Sauerstoff.

Ich weiss, es ist kaum zu glauben aber nur durch die bewusste Durchführung der oben beschriebenen langsamen Bewegung wird nicht allein Ihre Muskulatur gelockert, sondern auch noch eine ganze

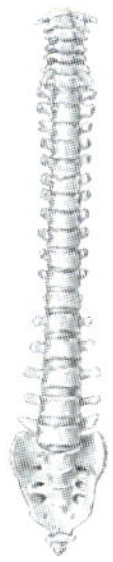

Reihe von wichtigen Körperfunktionen in Ihrem Organismus gestärkt – und das nur durch eine Armbewegung! Wenn man nun nicht den Arm sondern das Zentrum des Bewegungsapparates, die Wirbelsäule, auf diese Art bewegt, dann potenziert sich diese wohltuende Wirkung erheblich! Also – das 'Geheimnis' bis ins hohe Alter fit, energiegeladen und innerlich jung zu bleiben, ist somit:

***moving* – die Wirbelsäule bewusst locker und langsam bewegen.**

Na, wenn das nicht genial einfach ist!

So wenig Aufwand soll eine so umfassende Wirkung haben? Ich kann Ihre Verwunderung gut verstehen, es ist wirklich unglaublich und doch ist es wahr!

Zusammenfassung:

- Die Stress-Programmierung unseres Organismus ist heute noch genauso wie zu Urzeiten auf das Generieren von körperlicher Muskelkraft ausgerichtet, um Gefahrensituationen zu überleben.
- Im Gegensatz zu früheren Zeiten wird heutzutage im Alltag kaum noch körperliche Kraft zur Stressbewältigung benötigt.
- Die ungenutzte Muskelkraft akkumuliert über die Jahre und verursacht mit der Zeit eine immer höher werdende Dauerspannung der Muskulatur.
- Dies hat zur Folge, dass man sich im Alltag mit viel zu viel Muskelspannung bewegt und damit nicht nur gesundheitliche Probleme wie z.B. Rückenschmerzen entstehen sondern auch bei jeder Bewegung Energie vergeudet wird.
- Durch bewusste lockere und langsame Bewegung kann die unnötige Dauerspannung auf einfache Weise verringert werden.

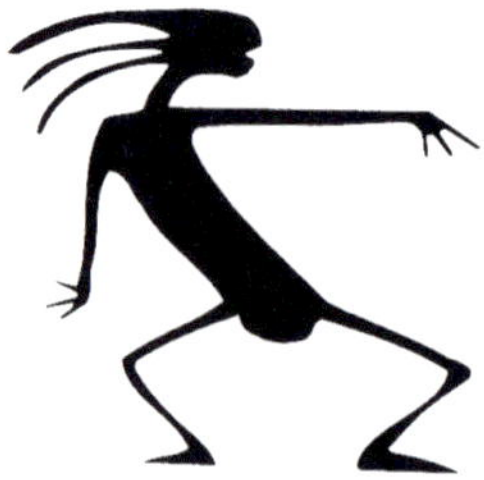

Wie *moving* genau funktioniert? Bitte blättern Sie um. Im nächsten Kapitel kommt die Auflösung des Rätsels!

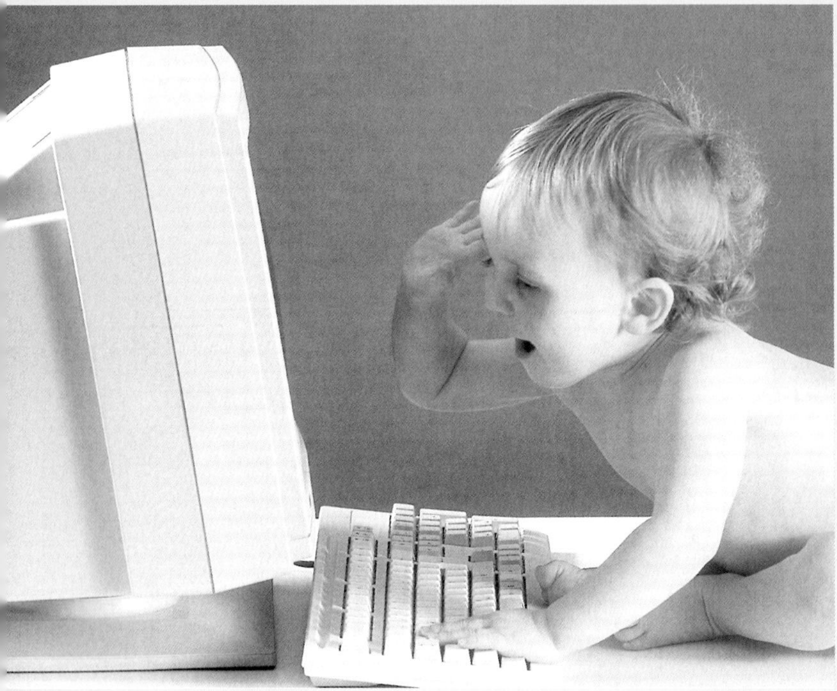

Zweites Kapitel

Wie?

Die Möglichkeit, einen verkrusteten Bewegungsapparat durch langsame und lockere Bewegung wieder flott zu bekommen, verdanken wir dem Forschergeist von chinesischen Ärzten, die vor vielen Jahrhunderten diese Methodik unter schwierigsten Bedingungen entwickelten. Damals waren Heilkundige nur bei reichen Fürsten und Kaiserhäusern in Lohn und Brot und dies auch nur solange, wie es diesen gelang, die hochrangigen Herrschaften und ihre Familien gesund zu erhalten. Sobald einer der Fürsten erkrankte, wurde der behandelnde Arzt mit Schimpf und Schande davon gejagt oder es drohte ihm ein noch wesentlich schlimmeres Schicksal. Diese Art, mit den damaligen Heilkundigen umzugehen, hatte verständlicherweise zur Folge, dass in der traditionellen chinesischen Medizin der vorbeugenden Gesundheitspflege eine vorrangige Stellung eingeräumt wurde

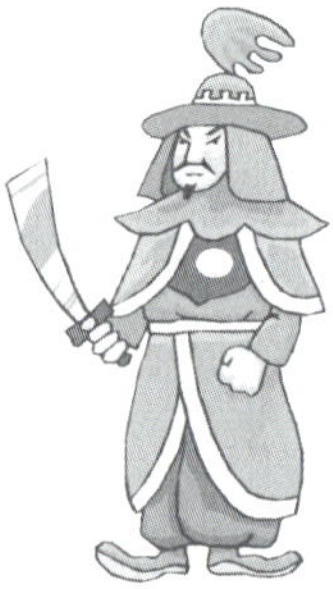

und das Hauptaugenmerk auf die Durchführung von präventiven Maßnahmen ausgerichtet war um Krankheiten gar nicht erst entstehen zu lassen. Aber auch chinesische Kaiser hatten Ärger durch Intrigen am Hofe und wenig Bewegung (sie wurden meistens in Sänften getragen), und waren somit – ähnlich wie wir in der heutigen Zeit – einer akkumulierenden muskulären Anspannung ausgesetzt. Diese Dauerspannung verursachte gesundheitliche Beeinträchtigungen und brachte dadurch die chinesischen Ärzte in Gefahr. Verständlicherweise suchten diese ihre fragile Situation dadurch zu stabilisieren, indem sie nach einer einfachen Technik suchten, mit deren Hilfe die Kaiser die destruktiven Auswirkungen eines stressreichen Lebens kompensieren und die zu hohe Muskelspannung verringen konnten.

Man kann sich die Erleichterung der medizinischen Riege von damals vorstellen, als sich nach intensiven Forschungen herausstellte, dass man auf verblüffend einfache Art und Weise Muskelspannung im Organismus abbauen konnte, nämlich durch lockere und langsame Bewegung! Auf dieser Basis entwickelte nun eine Vielzahl von Heilkundigen im Laufe der folgenden Jahrhunderte gezielte Bewegungsübungen, mit deren Hilfe sich die Kaiser bis ins hohe Alter fit und beweglich halten konnten. Man muss diesen chinesischen Ärzten hohen Respekt zollen. Wenn man bedenkt, dass nur erfahrungswissenschaftliche Möglichkeiten zur Erforschung der Zusammenhänge zur Verfügung standen, ist das Zustandekommen eines derart weitreichenden und vielfältig wirksamen Übungssystems innerhalb der traditionellen chinesischen Medizin als spektakulär zu bezeichnen.

Aus der grossen Anzahl von Übungen, die jede für sich genommen brillant, aber in dieser Vielfalt ziemlich verwirrend sind, stelle ich nachfolgend eine Essenz aus diesem Übungssystem dar, nämlich vier einfache Bewegungsabläufen zur optimalen Mobilisierung des Rückens. Diese Technik, die Wirbelsäule fit und beweglich zu halten, wirkt sich extrem wohltuend auf den gesamten Organismus aus und erzielt auf einfachste Art wirklich außerordentliche Ergebnisse. Wie diese Technik funktioniert?

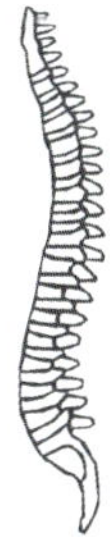

Es ist die einfachste Sache der Welt:
Sie bewegen die Wirbelsäule

- nach oben
- nach vor und zurück
- nach links und nach rechts und
- in die Drehung

und zwar bewusst locker und langsam und nur solange Sie dies als angenehm empfinden, also keinesfalls bis in den Schmerzbereich! Das ist alles! Sie sind erstaunt? Das kann ich verstehen. Ich war am Anfang auch verblüfft über die Einfachheit der Technik, aber warten Sie die ersten Ergebnisse ab!

Die praktische Durchführung der vier Bewegungsmodule von *moving* sind nachfolgend detailliert beschrieben, so dass Sie sich einen optimierten Ablauf der Bewegungen gut vorstellen können. Halten Sie sich aber bitte nicht sklavisch an die Anleitung, sondern beobachten Sie, auf welche Weise Ihnen die Bewegungen gut tun. Ich wiederhole – richten Sie sich bitte nach Ihrem Gefühl, auf welche Weise Sie *moving* als angenehm empfinden. Es gibt Millionen verschiedener Wirbelsäulen auf der Welt, und jede ist etwas anders ausgerichtet. Sobald Sie sich bei den Bewegungen wohlfühlen, führen Sie diese auch sicher so durch, dass sie Ihnen gut tun.

Praktizieren Sie also *moving* einfach so, wie Sie Lust haben - dann ist der Erfolg sicher! Die vier Bewegungsmodule von *moving* entwickeln Ihre Wirkung in kurzen und langen Übungssequenzen und in jeder beliebigen Reihenfolge. Egal wie oft oder wie lange Sie *moving* durchführen und wie Sie die Bewegungen kombinieren - *moving* fördert die Beweglichkeit Ihres Rückens in vielerlei Hinsicht!

ACHTUNG

Sorgen Sie bei den Bewegungen immer dafür, dass Sie diese als angenehm empfinden. Führen Sie eine Bewegung immer nur solange durch, dass Sie keine Schmerzen verspüren! Schmerzhafte Bewegungen sind für die Wirbelsäule schädlich und auch für eine Muskellockerung völlig nutzlos.

A. *moving* im Sitzen

1. Streckung

Obwohl viele Menschen nach Höherem streben, streckt man sich im Alltag so gut wie nie nach oben. Dies ist ungünstig, denn dadurch sind die Bandscheiben permanent eingeklemmt und da diese die Konsistenz eines Schwammes haben, sitzen sie, wenn sie immer unter Druck sind, irgendwann auf dem Trockenen. Keine gute Sache, denn zu trockene Bandscheiben haben die unangenehme Angewohnheit, ihre Elastizität und damit auch ihre Form zu verlieren. Sie breiten sich in Bereiche aus, in denen sie eigentlich nichts verloren haben und wenn dies der Fall ist, schiebt sich die Bandscheibe in den Wirbelkanal und drückt dem Besitzer auf den Nerv. Der Schmerz, der dadurch hervorgerufen wird, motiviert in Sekunden zu jedem Gelöbnis, zum Beispiel auch lebenslang *moving* zu machen, wenn nur diese schreckliche Pein aufhört. Eine derartige schmerzhafte Heimsuchung kann man langfristig vermeiden, wenn man die Wirbelsäule immer wieder einmal nach oben bewegt, so als ob Sie eine Krone auf dem Kopf tragen würden.

Dadurch wird die Bandscheibe vom Dauerdruck befreit, es schießt die lebensnotwendige Nährflüssigkeit ein, die Bandscheiben bleiben geschmeidig und auch dort, wo sie sein sollen – und alles ist wieder in Ordnung.

Aber nicht nur die Wirbelsäule dankt Ihnen eine sanfte Bewegung nach oben, auch das Kniegelenk und das Hüftgelenk sind bei langen Phasen des Stehens froh, wenn sie zwischendurch vom Dauerdruck entlastet werden. Deshalb ist die Streckung nach oben zwar das kürzeste Element von *moving* - das Modul benötigt zur Durchführung nur 10 Sekunden – aber ist dennoch mindestens genauso wichtig wie alle anderen Bewegungsabläufe.

Bewegungsanleitung:
Richten Sie Ihre Wirbelsäule auf und dehnen Sie Ihren Hinterkopf sanft in Richtung Zimmerdecke, wobei Ihr Kinn dabei leicht nach unten sinkt (als ob Sie unter dem Kinn einen Tennisball halten). Es entwickelt sich ein königliches Gefühl, wenn sie Ihre Wirbelsäule nach oben strecken und einfach so tun als würden Sie mäjestätisch eine Krone auf dem Kopf tragen. Wenn Sie dabei

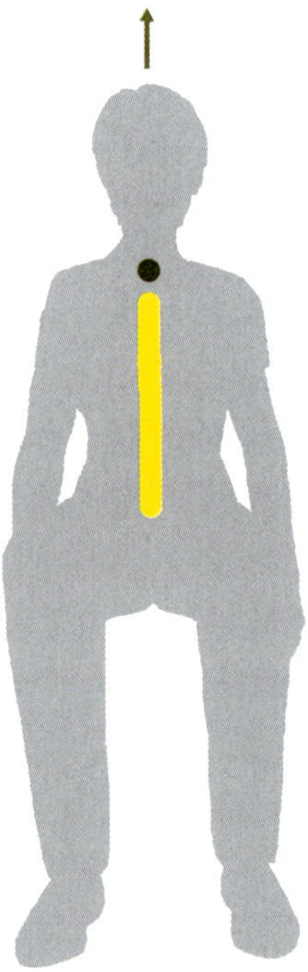

das Gefühl haben, Ihre Haltung ist zu sehr gestreckt und damit unnatürlich, lassen Sie die Wirbelsäule wieder soweit locker, bis Sie sich in der geraden Haltung wohl fühlen.

Die Bewegung nach oben ist also sehr leicht und einfach durchführbar! Das Problem ist zumeist nur, dass man im Arbeitsalltag mit all seinen Anforderungen kaum daran denkt, sich nach oben zu dehnen. Wie macht man das 'Immer wieder mal Aufrichten' zur

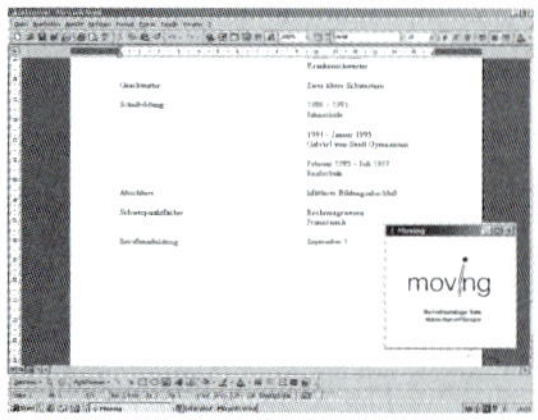

Gewohnheit? Für die Arbeit am Bildschirm gibt es eine *moving*-Software mit Memofunktion, durch die Sie in einem Intervall Ihrer Wahl daran erinnert werden, sich immer wieder nach oben zu orientieren.

Und was macht man, wenn man nicht am PC sitzt? Suchen Sie sich ein Memo, das *moving*-Buch und positionieren Sie dies an strategisch günstiger Stelle -

dann wird es sie immer wieder an die Streckung erinnern. Fünfzig Sekunden täglich - also fünf mal die Wirbelsäule nach oben dehnen - und Ihre Bandscheiben halten verlässlich ihre Form und Ihr Rücken bleibt fit!

2. Vor- und Zurück-Bewegung

In welcher Haltung sitzen Sie die meiste Zeit am Schreibtisch? Vornübergebeugt?

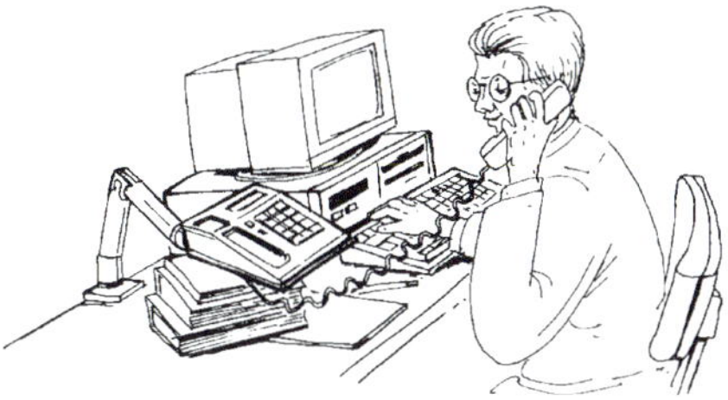

Ich weiß, man hat relativ wenig Wahlmöglichkeiten, Schreibarbeit zu erledigen, sonst würden sicher nicht so viele Menschen bei der Arbeit Ihren Rücken krumm machen. Aber ein häufig nach vorne gebeugter Rücken braucht zum Ausgleich die Bewegung nach rückwärts! Öfter mal eingesetzt halten Sie nicht dauernd den Buckel hin, sondern lassen auch mal etwas den Buckel runter rutschen. Richten Sie Ihre Wirbelsäule und damit auch sich selbst immer wieder auf. Stellen Sie sich vor, Ihnen wird für Ihre viel Mühe eine Goldmedaille verliehen – Sie bewegen sich vor um sich diese umhängen zu lassen und dann wieder zurück, um Ihre Auszeichnung stolz zu präsentieren. Also, zuerst langsam und locker nach oben dehnen, dann 'vor und zurück' – immer wieder mal im Alltag eingestreut, und schon sorgen Sie dafür, dass Ihre Wirbelsäule locker beweglich bleibt.

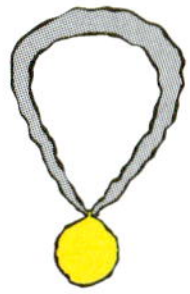

Bewegungsanleitung:

vor

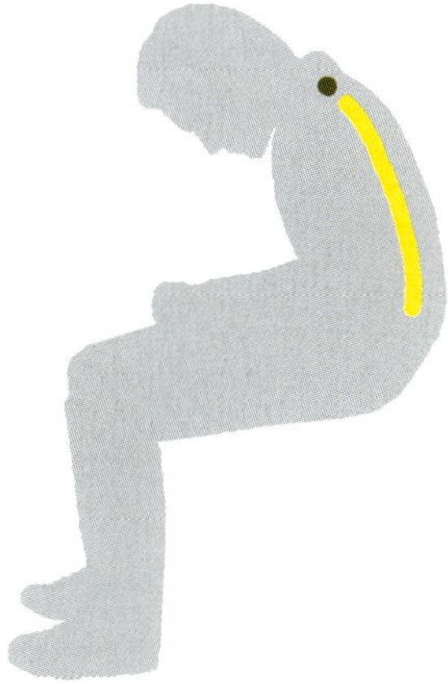

Legen Sie die Arme auf dem Schreibtisch oder den Oberschenkeln ab.

Lassen Sie das Becken nach hinten sinken und die Wirbelsäule Wirbel für Wirbel, soweit es gut tut, abrollen und Schultern und Kopf locker und langsam nach unten sinken; dabei entsteht eine Art Katzenbuckel und Sie spüren, wie das Gewicht von Kopf und Schultern den Rücken dehnt.

zur Mitte

Richten Sie die Wirbelsäule, im Becken beginnend, langsam Wirbel für Wirbel wieder auf, bis Sie wieder eine aufrechte Stellung erreicht haben.

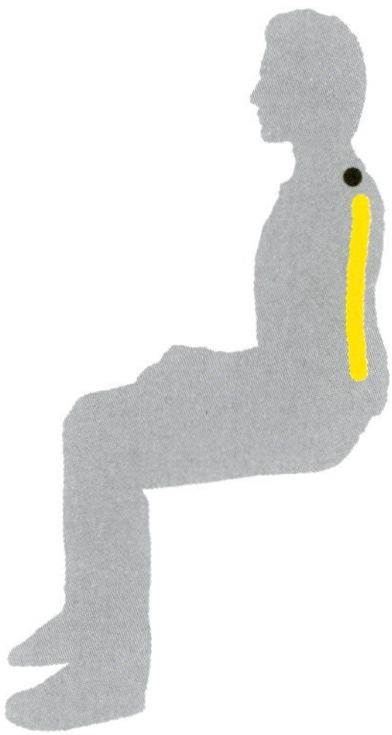

zurück

Bewegen Sie das Becken sanft nach vorne und dehnen Sie, soweit es gut tut, Schultern und Kopf langsam und locker nach rückwärts - bitte dabei nicht zu sehr ins Hohlkreuz gehen! Denken sie dabei einfach an Ihre Goldmedaille, die Sie stolz präsentieren und dehnen Sie sanft und locker Ihr Oberkörper ohne dass Sie dabei im Becken Spannung aufbauen. Das Kinn bleibt dabei nach unten gerichtet.

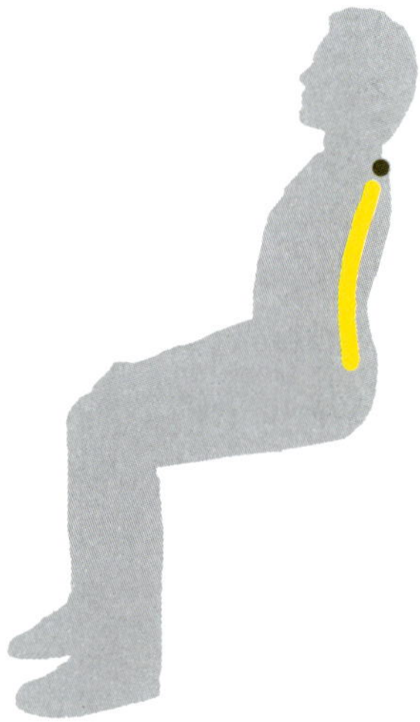

zur Mitte

Lassen Sie die Wirbelsäule langsam wieder zur Mitte zurückschwingen, bis

Sie wieder eine aufrechte Stellung erreicht haben.

Praxistip – Stressabbau
Nehmen Sie sich mal zwischendurch ein bis zwei Minuten Zeit um sich richtig 'Hängen-zu-Lassen'. Dabei lockert sich auch chronisch verspannte Rücken- und Nackenmuskulatur und Sie bauen in kürzester Zeit mehr Stress ab, als Sie glauben.

3. Links- und Rechts-Bewegung
Wer verbiegt sich schon gerne, wenn er dies nicht muss? Nun, die Wirbelsäule! Die hat die Bewegung seitlich nach rechts und nach links genauso wertfrei in ihrem Programm wie alle anderen Richtungen und möchte auch in dieser Art und Weise bewegt werden. Nachdem man sich im Alltag aber so gut wie nie richtig zur Seite neigt, ist dies auch wieder ein Fall für *moving*. Sich immer wieder einmal klar nach links und nach rechts beugen wie eine Palme im Wind – und schon haben Sie dem Bedürfnis Ihrer Wirbelsäule, sich seitwärts zu dehnen, Genüge getan. Die Auslenkung muß noch nicht einmal weit sein. Eine leichte Beugung genügt schon, und Sie halten langfristig den Bandapparat der Wirbelsäule optimal flexibel.

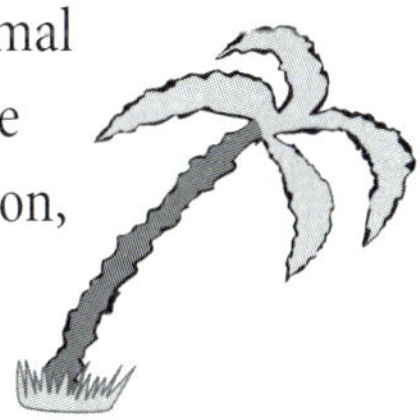

Bewegungsanleitung:
nach rechts
Lassen Sie die Arme seitlich hängen und die Schultern locker. Verlagern Sie das Gewicht des Oberkörpers auf die rechte Beckenseite und lassen Sie die Wirbelkette langsam und locker in einem Bogen in die entgegengesetzte Richtung also nach links sinken – dies klingt komplizierter als es ist! Stellen Sie sich einfach eine Palme vor, bei der sich der Stamm und Blätter sanft im Wind neigen – diese Bewegung wäre ideal.

zur Mitte
Richten Sie die Wirbelsäule langsam Wirbel für Wirbel auf bis Sie wieder gerade sitzen.

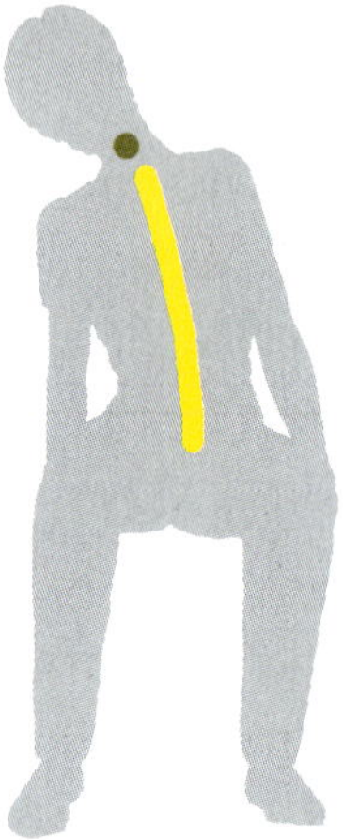

nach links

Lassen Sie die Arme seitlich hängen und die Schultern locker. Verlagern Sie das Gewicht des Oberkörpers auf die

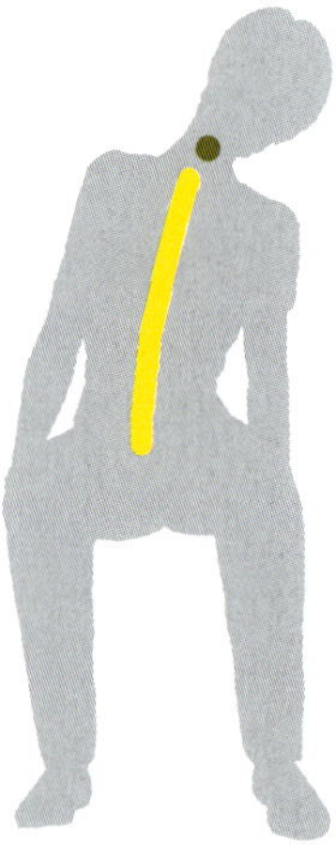

linke Beckenseite und lassen Sie die Wirbelkette langsam und locker in einem Bogen wieder in die entgegengesetzte Richtung, also nach rechts sinken. Stellen Sie sich wieder die Palme vor, das sich sanft im Wind neigt.

zur Mitte

Richten Sie die Wirbelsäule langsam Wirbel für Wirbel wieder auf bis Sie wieder gerade sitzen.

Praxistip – Mini-Urlaub

Stellen Sie sich noch einmal das hin- und her Wiegen einer Palme vor und lassen Sie diese Links- und Rechts-Bewegung fließend ineinander übergehen. Wenn Sie sich etwa ein bis zwei Minuten sanft und langsam auf diese Art bewegen, tanken Sie Energie auf und zwar auch dann, wenn Sie die Auslenkung nach rechts und nach links so gering halten, daß diese kaum sichtbar ist.

4. Dreh-Bewegung

So, zum Schluß noch die brillianteste Fähigkeit der Wirbelsäule – die Drehung. Obwohl wir eine Änderung der Blickrichtung im Alltag ziemlich häufig brauchen, drehen wir unsere Wirbelsäule ziemlich wenig und wenn, dann zumeist nur andeutungsweise. Dies kann mit der Hart-näck-igkeit der Nackenmuskeln zusammenhängen aber oft auch mit zu wenig Anreiz sich umzusehen. Letzteres wird von der Autoindustrie auch noch gefördert, da diese eine der wenigen Gelegenheiten, den Kopf drehen zu müssen, durch Piepser in den Stoßstangen eliminiert hat und man nun rück–sichts–los nach hinten donnern kann. *moving* sorgt dafür, dass Sie in jede Richtung freie Sicht haben. Also, einmal den Blick nach links über die Schulter nach hinten und einmal rechts über die Schulter nach hinten gerichtet so als ob sich Ihre Wirbelsäule wie eine flexible, bewegliche Schraube nach oben drehen würde – und schon haben Sie Ihre Wirbelsäule und Ihre Nackenmuskulatur aktiviert und langfristig auf einfache Art eine Einschrän-kung Ihres Gesichtsfeldes verhindert.

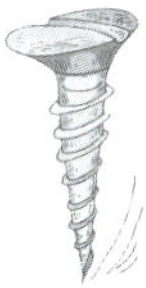

Bewegungsanleitung: nach links

Legen Sie die Arme auf den Oberschenkeln oder dem Schreibtisch ab oder lassen Sie diese seitlich hängen. Drehen Sie erst das Becken, dann Oberkörper, Schultern und Kopf, soweit es gut tut, locker und langsam nach links, sodass Sie soweit wie möglich über die linke Schulter sehen können – die Wirbelsäule bleibt dabei gerade und wird in einer Art Schraubbewegung etwas um die eigene Achse gedreht.

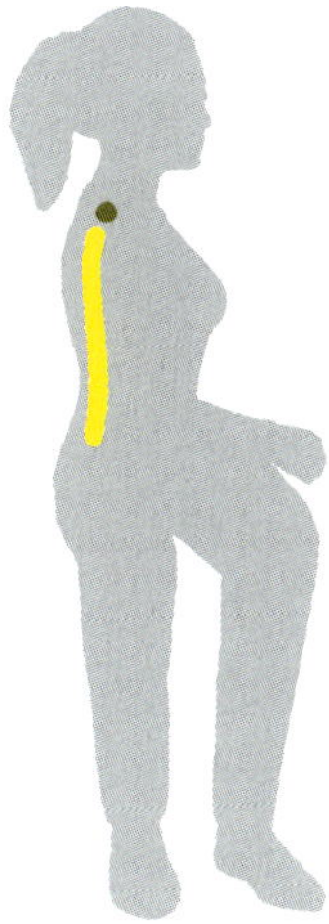

zur Mitte

Lassen Sie die Wirbelsäule langsam Wirbel für Wirbel wieder zurückschwingen, bis Sie wieder eine aufrechte Stellung erreicht haben.

nach rechts

Drehen Sie erst das Becken, dann Oberkörper, Schultern und Kopf, soweit es gut tut, locker und langsam nach rechts, sodass Sie soweit wie möglich über die rechte Schulter sehen können – die Wirbelsäule bleibt dabei gerade und wird etwas um die eigene Achse gedreht so als ob sich eine bewegliche Schraube sanft nach oben drehen würde.

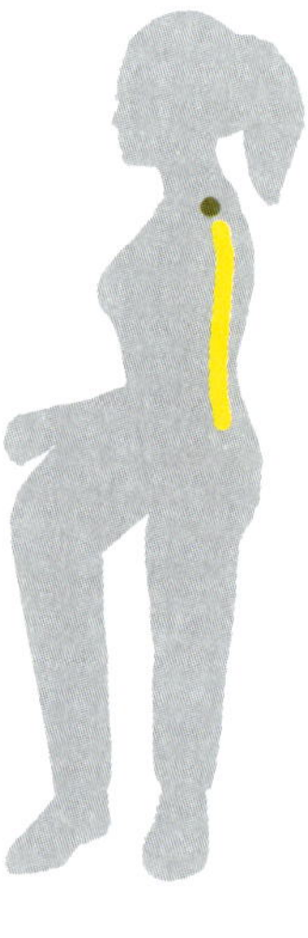

zur Mitte

Lassen Sie die Wirbelsäule langsam Wirbel für Wirbel wieder zurückschwingen, bis Sie wieder eine aufrechte Stellung erreicht haben.

Praxistip – Eigenmassage

Diese Drehbewegung des Kopfes morgens beim Duschen eingebaut, garantiert eine effiziente Massage der Nackenmuskulatur, so dass Nackenverspannungen sukzessive lockerer werden und der 'Wendekreis' Ihres Kopfes Monat für Monat größer wird.

B. *moving* im Stehen

moving im Stehen bietet eine weitere Möglichkeit, im Alltag locker zu werden und Anspannung und Stress bewusst zu reduzieren. Natürlich kann man im Stehen die Bewegungen ausladender und weiter durchführen als im Sitzen – aber man muß es nicht! Denn wie schon bei *moving* im Sitzen mobilisieren kleine, sanfte Bewegungsabläufe die Wirbelsäule wesentlich effizienter als kraftvolle, grosse Bewegungen (wirkliche Meister machen *moving* unsichtbar!). Eine optimale Wirkung erzielen Sie, wenn Sie die vier *moving*-Module regelmäßig morgens wie Zähneputzen in Ihre Badezimmerroutine als eine Art 'Muskelhygiene' einbauen. Ohne jede Anstrengung aktivieren Sie dann die Blutzirkulation in Ihrem Organismus, die durch die nächtliche Ruhephase angesammelten Schlackenstoffe im Bindegewebe werden ausgeschwemmt und 'eingerostete' Bewegungsabläufe werden wieder möglich.
Morgens regelmäßig einige Minuten *moving* macht Sie so angenehm fit für den Tag, dass Sie diese Lockerung schon nach kurzer Zeit nicht mehr missen möchten.

1. Stehen und Streckung

- Stehen Sie aufrecht – je nach Bedarf mit flachen Schuhen oder barfuss. Ihre Füße stehen in Schulterbreite parallel zueinander und Ihr Gewicht ist auf Ballen und Fersen gleichmässig verteilt. Lassen Sie Schultern und Arme locker, als würden Ihre Arme wie bei einer Marionette baumeln.
- Lassen Sie nun die Muskulatur im Becken- und Bauchraum nach unten locker (wie im Sitzen), wobei sich das Becken von selbst etwas aufrichtet und der Rücken gerader, also das eventuell bestehende Hohlkreuz geringer wird. Diese Bewegung des Beckens ist gut nachvollziehbar, wenn Sie das Stehen erst einmal mit dem Rücken zur Wand üben.
- Lassen Sie nun die Knie nach unten locker. Dies gelingt am besten, wenn

Sie die Knie zuerst durchstrecken und dann das Körpergewicht durch die Knie nach unten auf die Fusssohlen sinken lassen. Die Knie geben dann von selbst ein klein wenig nach und sind ganz leicht gebeugt. Aber bitte die Knie nicht nach vorne schieben, dies würde wieder erhebliche Anspannungen in den Beinen erzeugen.

- Zum Schluß überprüfen Sie die Kopfhaltung, die derjenigen von *moving* im Sitzen entspricht - Sie tragen majestätisch eine Krone auf dem Kopf und fühlen sich entsprechend königlich.

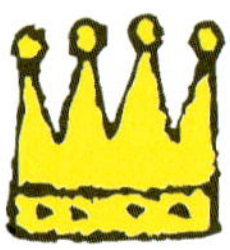

Wenn der gesamte Körper locker ist, stehen sie im wahrsten Sinne des Wortes mit beiden Beinen im Leben, denn Sie spüren Ihr Gewicht auf den Fußsohlen, (wo es auch hingehört) und haben auf diese Art Boden unter den Füßen – mit das Entspannendste, was man sich immer wieder im Alltag gönnen kann. Sämtliche Stehempfänge verlieren ihren Schrecken, und auch lange Warteschlangen dienen in Zukunft als effiziente Entspannungspause.

Bewegungsanleitung:
Streckung nach oben

- Stellen Sie sich nun vor, wie Sie sich strecken und immer größer werden indem sich, beginnend bei den Fußgelenken, die Gelenke nach oben dehnen und Raum bekommen. Sie beobachten, wie Kniegelenke und Hüftgelenke gedehnt werden, danach die Wirbelsäule bis in den Halsbereich länger wird. Zum Schluß kann das Gefühl eintreten, ganz leicht zu sein und wieder eine Krone zu tragen aber trotzdem festen Boden unter den Füssen zu haben und ganz von selbst gerade zu stehen.

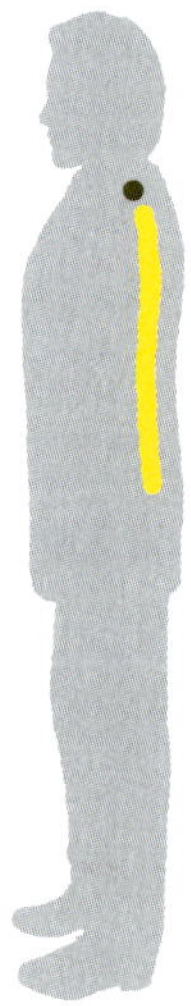

- Lassen Sie sich nun wieder etwas nach unten sinken und geniessen Sie diese Position, solange Sie dies als angenehm empfinden.

2. Vor- und Zurück-Bewegung

Bewegungsanleitung:
nach vorne

Runden Sie den Rücken, indem Sie das

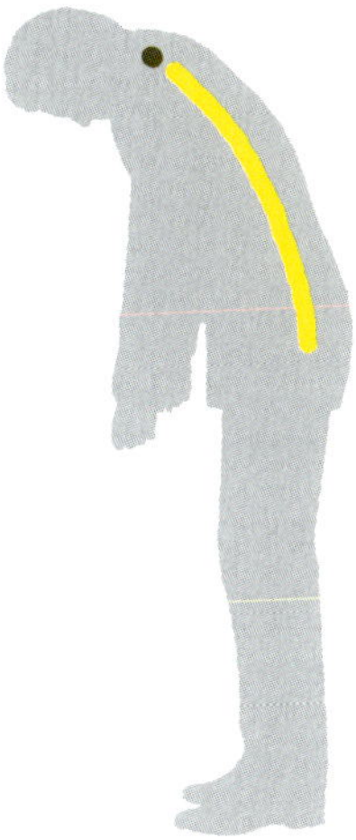

Becken nach hinten sinken lassen und die Wirbelsäule Wirbel für Wirbel nach unten abrollen lassen. Zum Schluß baumeln auch Schultern, Arme und Kopf gemäß der Schwerkraft nach unten. Die Knie bleiben locker gebeugt. Auch in dieser Stellung können Sie sich wieder vorstellen, Sie würden für eine Ihrer viele Verdienste eine Gold-medaille bekommen und sich beugen um sich diese umhängen zu lassen.

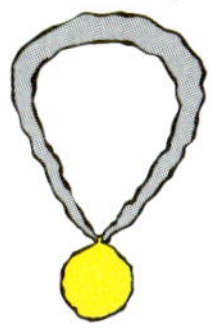

zur Mitte

Bewegen Sie das Becken wieder zur Mitte zurück, sodass sich die Wirbelsäule langsam wie von selbst Wirbel für Wirbel wieder aufrichtet (Schultern und Oberkörper bleiben dabei locker).

nach rückwärts

Schieben Sie nun das Becken langsam und sanft ein wenig nach vorne (als ob Sie einen großen Bauch vor sich herschieben würden) und lassen Sie Ihre Wirbelsäule dabei Wirbel für Wirbel leicht nach hinten abrollen (nur solange keine Schmerzen auftreten!). Schultern und Arme baumeln locker nach unten. Wenn Sie auf diese Art eine Goldmedaille präsentieren, würde dies wahrscheinlich reichlich merkwürdig wirken, aber es wäre immerhin gut für Ihre Wirbelsäule.

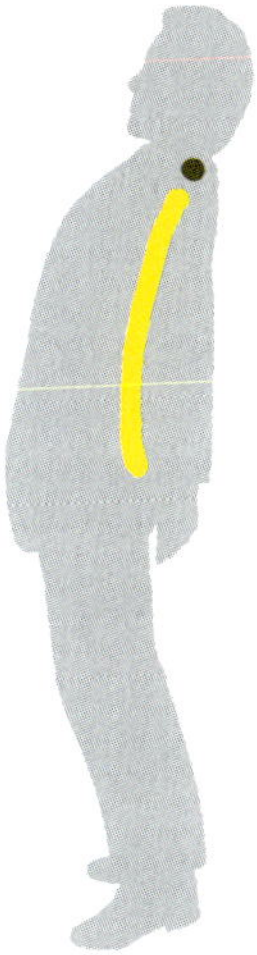

zur Mitte

Bewegen Sie das Becken wieder zur Mitte zurück, sodass sich die Wirbelsäule langsam wieder aufrichtet.

Bewegen Sie das Becken und den Oberkörper solange vor und zurück, wie Sie dies als angenehm empfinden.

3. Links- und Rechts-Bewegung

Bewegungsanleitung:
nach rechts
Verlagern Sie Ihr Körpergewicht sanft auf den rechten Fuß und verschieben

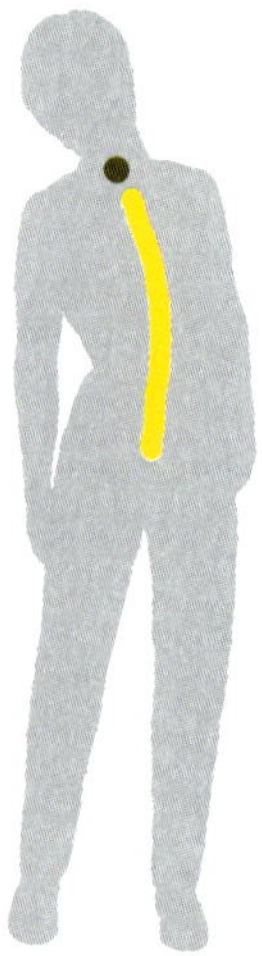

Sie das Becken ebenfalls zur rechten Seite. Neigen Sie nun den Oberkörper in die entgegengesetzte Richtung, also nach links, aber bitte nur solange Sie dabei keine Schmerzen verspüren. Die Schultern bleiben locker und die Arme baumeln locker nach unten. Auch beim Stehen ist diese Bewegung der sanften Neigung einer Palme im Wind ähnlich.

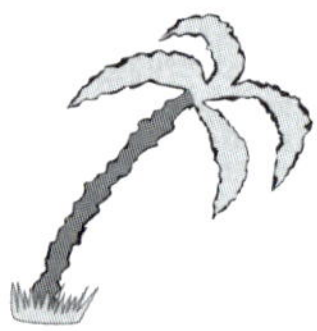

zur Mitte
Bewegen Sie das Becken sanft zur Mitte zurück und beobachten Sie, wie sich dabei der Oberkörper von selbst Wirbel für Wirbel wieder aufrichtet.

nach links
Verlagern Sie Ihr Körpergewicht sanft auf den linken Fuß und verschieben Sie

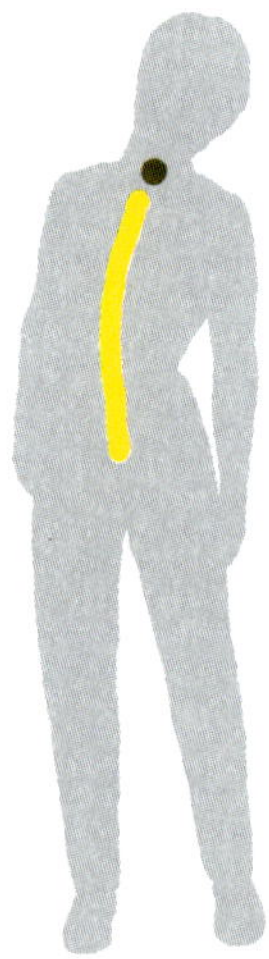

dann das Becken ebenfalls zur linken Seite. Neigen Sie nun den Oberkörper wieder wie eine Palme im Wind in die entgegengesetzte Richtung, also nach rechts, aber bitte nur solange Sie dabei keine Schmerzen verspüren. Die Schultern bleiben locker, die Arme baumeln locker nach unten.

zur Mitte
Bewegen Sie das Becken sanft zur Mitte zurück und beobachten Sie, wie sich

dabei der Oberkörper von selbst Wirbel für Wirbel wieder aufrichtet. Pendeln Sie solange sanft nach links und rechts wie Sie dies als angenehm empfinden.

4. Dreh-Bewegung

Bewegungsanleitung:
nach links
Lassen Sie Arme und Schultern locker seitlich hängen. Drehen Sie erst das Becken, dann Oberkörper, Schultern

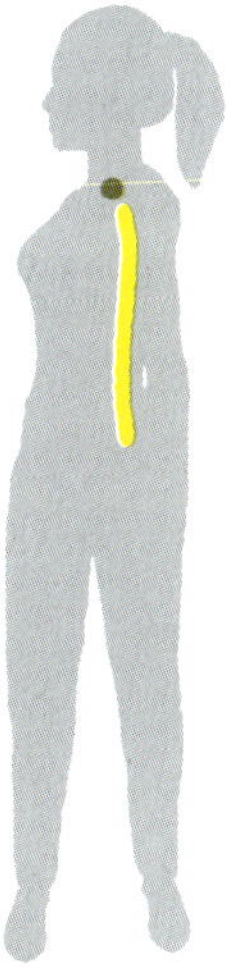

und Kopf locker und langsam nach links, sodass Sie soweit wie möglich über die linke Schulter sehen . Die Wirbelsäule bleibt dabei gerade und etwas um die eigene Achse gedreht ähnlich einer flexiblen Schraube,

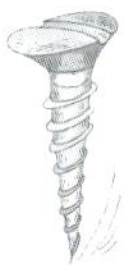

die sich sanft nach oben dreht.

zur Mitte
Wenn Sie jetzt im Becken locker lassen, können sie beobachten, wie Becken, Oberkörper und Kopf wie von selbst zur Mitte zurückschwingen. Die Wirbelsäule richtet sich dabei von selbst wieder zur Mitte hin aus.

nach rechts
Lassen Sie Arme und Schultern locker seitlich hängen. Drehen Sie erst das Becken, dann Oberkörper, Schultern und Kopf locker und

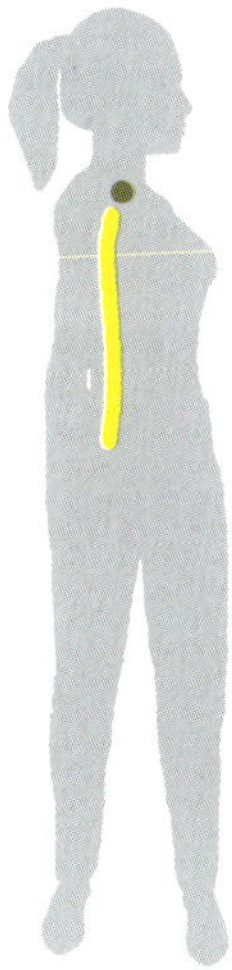

langsam nach rechts, sodass Sie soweit wie möglich über die rechte Schulter sehen können. Die Wirbelsäule bleibt dabei gerade und wird etwas um die eigene Achse gedreht. Die Bewegung ähnelt wieder der sanften Umdrehung einer beweglichen Schraube.

zur Mitte
Lassen Sie wieder im Becken locker und und beobachten Sie, wie Oberkörper und Kopf wie von selbst zur Mitte zurückschwingen.

Führen Sie die Drehbewegung in beide Richtungen solange durch, wie Sie dies als angenehm empfinden.

Schwingen
Wirklich beschwingt können Sie *moving* wie folgt ausklingen lassen:
Sie schwingen das Becken leicht und rund nach rechts und nach links und lassen Oberkörper, Arme und Kopf jeweils nachschwingen. Bleiben Sie dabei in der Körpermitte locker und schwingen Sie spielerisch hin und her. Der Bewegungsablauf ähnelt dem eines Kindes, das selbstvergessen vor sich hinträumt.

Wirkung: Laut Aussage einer erfahrenen Tanztherapeutin werden beim Hin- und Herdrehen der Wirbelsäule (u.a. beim Tanzen) Endorphine, also körpereigene Muntermacher, ausgeschüttet. Ich habe keine entsprechenden wissenschaftlichen Untersuchungen gefunden, aber es selbst ausprobiert – es ist sehr wohltuend und angenehm aufmunternd.

Tipps und Hinweise zur Durchführung:

Nachfolgend habe ich Hinweise und Tipps aus meiner Praxis zusammengestellt, um den Einstieg in *moving* zu erleichtern. Diese Tipps setze ich in meiner Arbeit natürlich individuell ein, je nach Mentalität und Spannungszustand meines Gegenübers. Da ich Sie als Leser nicht persönlich kenne, sind Sie mit der geballten Ladung der Hinweise konfrontiert. Deswegen werden Sie mit manchen Tipps etwas anfangen können, andere werden Ihnen dagegen überhaupt nichts sagen. Nehmen Sie sich bitte ernst und machen Sie nur das, was Sie als wohltuend empfinden, denn:

Es gibt nur einen Experten in Sachen *moving* und das sind Sie! Sie allein können beurteilen, was Ihnen wohl tut und nur das ist für Sie auch hilfreich.

Wie bewege ich mich richtig?

Bei der praktischen Durchführung der Bewegungen ohne persönliche Anleitung eines professionellen Trainers tauchen oft Fragen auf wie: „Bewege ich mich richtig?" Die Frage, ob eine Bewegung auch 'richtig' sei, ist in den meisten Fällen durch die Gegenfrage: „Empfinden Sie die Bewegung so als angenehm?" leicht zu beantworten. Denn sobald man eine lockere und sanfte Bewegung als angenehm empfindet, ist die Art und Weise der Durchführung auch sicher richtig. Eine wirklich 'falsche' Bewegung wird in den allermeisten Fällen als unangenehm und schmerzhaft empfunden.

Was ist locker?

Ich erlebe in meiner praktischen Arbeit immer wieder, wie viele Abstufungen der subjektiven Einschätzung von 'locker' es bei verschiedenen Personen gibt. Die Fähigkeit, sich locker zu bewegen, die im Kindesalter noch ausgeprägt vorhanden ist, verliert sich im Laufe des Erwachsenwerdens immer mehr. In meiner Praxis hat daher so gut wie jeder meiner Klienten bei der praktischen Arbeit mit *moving* mindestens ein, zumeist eine ganze Reihe von AHA-Erlebnissen, wie locker und trotzdem funktionsfähig man sein kann. Wie wenig Kraft man für alltägliche Bewegungen, wie Stehen, gehen Sitzen etc. benötigt, kann man gut mit einem erfahrenen Trainer erarbeiten. Aber auch wenn Sie für sich üben, werden Sie mit etwas Ausdauer sehr gute Ergebnisse erzielen.

- Stellen Sie sich vor, Sie sind eine Marionette, bei der niemand an einem Faden zieht. Ihre Arme hängen nach unten, Ihre Beine sind locker am Boden aufgestellt, Sie spüren den Boden unter den Füssen und das Gewicht Ihres Körpers auf der Unterlage;

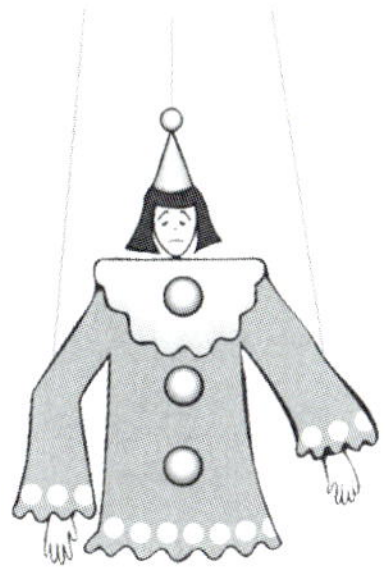

- oder: Sie stehen, sitzen, liegen einfach so da und überlassen das ganze Gewicht einzelner Körperteile oder

Ihres ganzen Körpers der Schwerkraft;

- oder: Sie geben bewußt das Gewicht Ihres linken Armes ganz an die

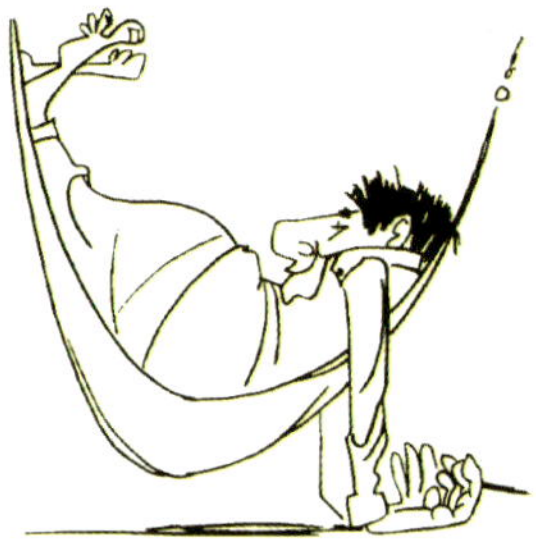

Unterlage ab und lassen diesen nach unten sinken. Sie spüren dann deutlich das Gewicht des linken Armes auf der Unterlage;

- oder: Sie stellen sich vor, Sie sind im Wasser, liegen auf einer Luftmatratze und lassen sich einfach so dahin treiben.

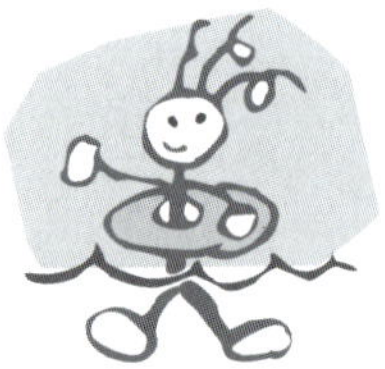

Es kann sein, dass Sie beim Lockerlassen den Körper als leicht oder als schwer erleben, beides ist genauso gut. Was immer Sie auch fühlen, die Hauptsache bei *moving* ist, dass Sie das Gefühl haben, die Bewegung tut Ihnen gut.

Der mentale Trick

Das Lockerlassen funktioniert leider nur dann, wenn Sie sich auch mental die Möglichkeit geben, zur Ruhe zu kommen. Dafür gibt es einen einfachen Trick - Sie **beobachten, WIE** Sie sich bewegen. Auf diese Art begeben sie sich mental in eine Position, in der Sie vegetativ auf Ruhe schalten könnten. Wenn Sie sich aber darauf **konzentrieren, dass** Sie locker werden – fördert dies eher die bestehende Anspannung. Denn 'sich zu konzentrieren, dass etwas eintritt' ist ein Willensakt und polt Sie vegetativ auf Aktion und damit auf das Gegenteil von Ruhe. Genauso wenig wie Sie einen Sonnenuntergang geniessen können, wenn Sie dies müssen, genausowenig können Sie 'loslassen müssen'. Je mehr Sie sich bemühen lockerzulassen, desto weniger gelingt es Ihnen. Beobachten Sie einfach, wie Sie sich langam bewegen und dann werden Sie überrascht feststellen, wie sich die

Ruhe wie von selbst einstellt, zumindest nach einigen Übungsscuquenzen.

Wie kann ich sicher sein, dass ich locker lasse?

Viele von Ihnen sind wahrscheinlich beim Locker-Lassen etwas aus der Übung gekommen, denn in unserem Umfeld sind Fähigkeiten wie sich durch-setzen, drauf-los-gehen, etwas an-packen, sich zusammenreißen mehr gefragt. Durch Locker-Lassen etwas zu erreichen – obwohl sehr zu empfehlen, da effektiv und enorm energiesparend – wird im allgemeinen weniger praktiziert. Wie Sie herausfinden können, ob es geklappt hat, und Sie wirklich locker gelassen haben?

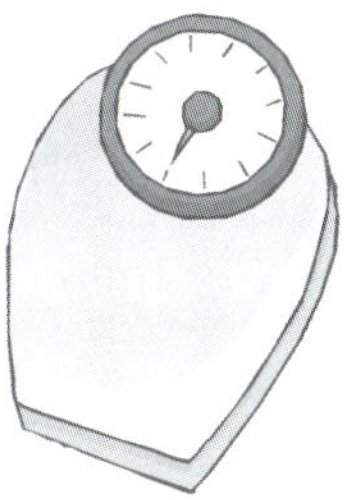

- Wenn Sie Ihren Arm auf eine Personenwaage legen und diesen lockerlassen (bitte nicht drücken!), dann können Sie das Gewicht Ihres Armes auf der Skala ablesen;
- oder Sie fragen eine Person Ihres Vertrauens, ob sie Ihren Arm anhebt, ohne dass Sie auch nur einen Finger rühren – und wenn das Gewicht Ihres Armes spürbar wird, dann haben Sie locker gelassen;
- ein deutliches Zeichen für eine lockerere Muskulatur ist eine spürbare Durchblutung und damit auch ein Wärmegefühl in den Händen, die dann eventuell wie „marmoriert“ aussehen.

Loslassen im Zentrum

Die Gretchenfrage bei der Durchführung von *moving* ist - wie lasse ich das Zentrum des Körpers, die Wirbelsäule in ihrer gesamten Länge bis ins Becken locker, denn dies ist seit Jahrhunderten die Basis aller weiterführenden Techniken der Körperbeherrschung.

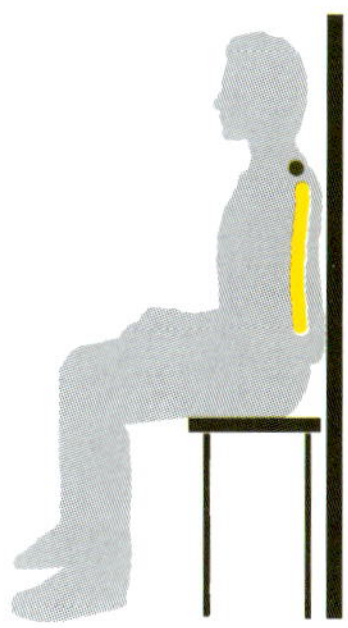

Obwohl dieses Unterfangen nicht ganz einfach und etwas trainingsbedürftig ist, läßt es sich doch mit einiger Übung gut meistern, wobei die Hilfestellung eines erfahrenen Trainers sicher nützlich sein kann.

- Um das Loslassen im Zentrum zu üben setzen Sie sich am besten auf einen Hocker mit dem Rücken an die Wand. Becken, Schultern und Rücken berühren, soweit ohne Anstrengung möglich, die Wand, und auf dem Kopf tragen Sie wieder Ihre Krone.
- Lassen Sie jetzt im unteren Bauch- und Rückenraum locker so als ob Organe und Darmbereich nach unten sinken würden und beobachten Sie, wie die Wirbelsäule etwas an Höhe verliert, wie eine Art Teleskop, das etwas zusammengeschoben wird.

Nach dem Lockerlassen der Wirbelsäule bis in den Beckenbereich spüren Sie Ihr Körpergewicht auf der Unterlage, bleiben dabei aber völlig gerade an der Wand sitzen. Wenn alles geklappt hat, entsteht eine angenehme Wärme in den Händen, den Füßen und im Bauchraum und die Atmung wird ganz von selbst tiefer. Aber nicht verzagen wenn es nicht auf Anhieb gelingt, das aufrechte Sitzen mit entspannter Wirbelsäule ist auf jeden Fall trainingsbedürftig. Langfristig werden Ihre Rückenmuskeln dadurch so gut gestärkt, dass Sie auch ohne Wand oder Stuhllehne das Gefühl haben, richtig bequem zu sitzen. Ein 'Insider'-Tip für das Locker-Lassen in der Körpermitte ist noch, dies auch bei Bahnfahrten oder als Beifahrer bei Autofahrten zu praktizieren. Die leichte Bewegung des Transportmittels kann für die Lockerung der Muskulatur im Becken- und Bauchraum wahre Wunder bewirken.

Langsame Bewegung

Sich langsam zu bewegen, ist gegenüber dem Lockerlassen relativ einfach, denn das Ergebnis können Sie sehen. Sie stellen sich einfach vor,

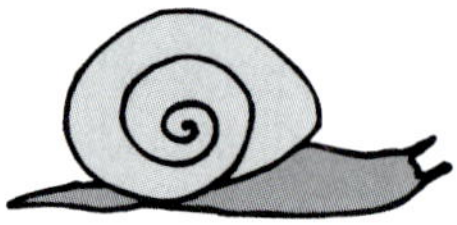

- wie Sie sich in Zeitlupe, in einer Art Schneckentempo bewegen oder
- wie Sie sich langsam und leicht wie ein Luftballon bewegen oder

- wie Sie Ihre Wirbelsäule wie eine Wirbelkette langsam, Wirbel für Wirbel abrollen lassen, so als ob die einzelnen Wirbelkörper wie Perlen auf einer Kette aufgereiht wären und sich mühelos hin- und herbe wegen lassen oder
- wie Sie sich locker und sanft wie ein Palmenblatt im Wind bewegen.

Ob Sie sportlich sind oder ein Bewegungsmuffel, sich gerne bewegen oder überhaupt nichts für Bewegung übrig haben – die Durchführung von *moving* wird sicher von allen Menschen als angenehm empfunden. Dafür gibt es viele Gründe:

- *moving* können Sie sofort nach dem ersten Durchlesen praktizieren.
- Sie können bei *moving* nichts falsch machen, solange Sie sich nicht absichtlich solange bewegen bis sich Schmerzen einstellen.
- Es ist egal, ob Sie nur einige Sekunden Zeit haben oder zehn Minuten, jede noch so kleine Sequenz von *moving* ist wirkungsvoll.
- Auch wenn Sie erst in einem späteren Lebensalter beginnen, *moving* zu praktizieren, werden Sie staunen, wie leicht und wie spürbar sich Ihre Beweglichkeit von Monat zu Monat verbessert.
- Ob Sie in der Strassenbahn sitzen oder im Büro, abends den Rücken entlasten oder sich morgens für einen harten Tag wappnen möchten – *moving* ist immer und überall einsetzbar, mit etwas Übung sogar völlig unauffällig!
- Sie können jahrelang mit *moving* arbeiten und werden immer weiter Fortschritte machen.
- *moving* wirkt sich neben einer Aktivierung Ihres Rückens auch noch stabilisierend auf Ihre Psyche aus (siehe Kapitel: Warum?)

Warum *moving* auf eine so umfassende Weise gut tut? – Bitte blättern Sie um, die Frage finden Sie im nächsten Kapitel beantwortet!

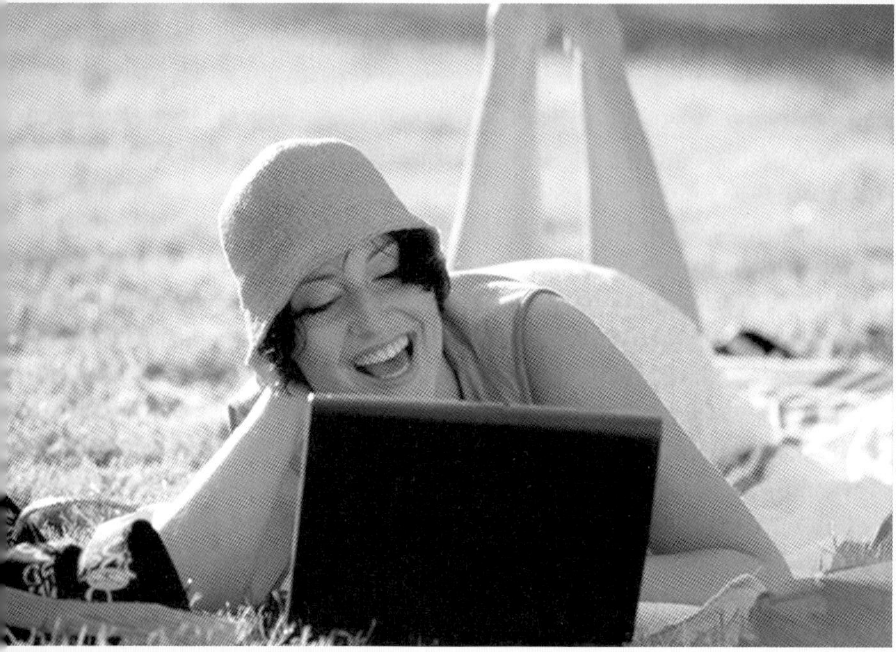

Drittes Kapitel

Warum?

moving lockert die Rückenmuskulatur!

„Ach nein! – Ich weiß, dass durch lockere Bewegung die Muskulatur gelockert wird, ist selbsterläuternd!“ Aber geben Sie mir eine Minute, um Ihnen den Hintergrund der Muskellockerung zu erklären: Der Muskelapparat setzt sich hauptsächlich aus Muskelpaaren zusammen, bestehend aus jeweils einem Agonisten und einem Antagonisten. Diese Muskelpaare verhalten sich ähnlich wie viele unserer Zeitgenossen, sie sind chronisch verspannt und arbeiten zu viel und dadurch kommt es zu ähnlichen Zuständen wie in vielen Beziehungen. Einer der beiden, beispielsweise der Antagonist, steht dauernd unter Anspannungen. Es entsteht ein einseitiges Kräfteverhältnis, das langfristig die Agonie des Agonisten nach sich zieht. Im Falle Ihrer Nackenmuskulatur heißt dies, dass sich die Muskelfronten immer mehr verhärten und zum Schluss die Konsistenz von Beton erreichen. Um dies zu vermeiden, brauchen Sie die Fähigkeit, Muskeln bewusst locker zu lassen und das trainieren Sie durch *moving*! Viele – sehr viele – Wiederholungen einer bewußten Lockerung bewirken dann langfristig, dass Ihre Muskulatur die unnötige Dauerspannung aufgibt und sich auf ein normaleres Spannungs-niveau einstellt. Sie erledigen dann Ihre Arbeit mindestens genauso effizient, wenn nicht noch besser, aber benötigen dafür wesentlich weniger Energie, die sie dann genussvoll in Ihrer Freizeit einsetzen können.

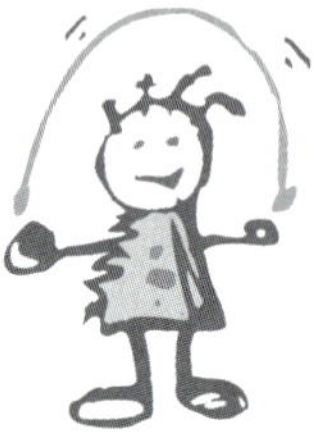

Dies soll aber nicht heißen, dass Sie sich in Ihrem Leben immer nur langsam bewegen sollen. Wenn Sie Spass daran haben, so richtig einen drauf zu machen, dann tun Sie dies mit Genuss. Hüpfen, springen und toben Sie, wie es Ihnen ums Herz ist. Das baut Ihr Adrenalin ab und Sie werden unnötig aufgestaute Anspannung auf diese Art wunderbar los, wahrscheinlich sogar schneller als mit langsamer und lockerer Bewegung. Warum dann überhaupt *moving* praktizieren? Wie oft können Sie sich am Tag austoben? Nicht so oft? Aha, das ist der Punkt! *moving* kann man immer und überall, den ganzen Tag völlig unauffällig einsetzen, und dieser regelmäßige Einsatz bringt es.

moving hält die Bandscheiben fit!
Die Bandscheiben sind ein gallertartiges Gewebe, das mit Nährflüssigkeit versorgt sein muss, um elastisch und flexibel zu bleiben. Da dieses Gewebe zwischen den Wirbelkörpern den ganzen Tag durch die Schwerkraft zusammengepresst wird, lässt die Versorgung im Laufe des Tages sehr zu wünschen übrig. Wenn die Bandscheiben aber keine Möglichkeit der Nährflüssigkeitszufuhr erhalten, werden sie auf Dauer porös und trocknen aus. Der Gallertkern, der wie in einer Art Kugellager die Beweglichkeit der Wirbelkörper unterstützt, verliert bei einer ausgetrockneten Bandscheibe seine Form und macht sich gemeinsam mit der Bandscheibe in Richtung Wirbelkanal auf den Weg – eine äußerst schmerzhafte Angelegenheit, was alle bestätigen werden, die schon einmal mit einem Bandscheibenvorfall zu tun hatten.

Die Grundvoraussetzung für auf Dauer flexible und formbeständige Bandscheiben ist eine ausreichende Versorgung mit Nährflüssigkeit. Um diese anzuregen, gibt es mehrere Möglichkeiten: Man kann sich entweder hinlegen oder an eine Sprossenwand, Türe o.ä. hängen , um den Dauerdruck von den Bandscheiben zu nehmen und diese zu entlasten. Wenn dies nicht möglich ist (der Eindruck von hängenden und liegenden Angestellten in Großraumbüros könnte zu eigenartigen Schlussfolgerungen Anlass geben), dann sollten Sie die Wirbelsäule auch einfach immer wieder mal locker nach oben bewegen (siehe erstes Bewegungsmodul von *moving*). Die einzelnen Wirbel werden entlastet und das in Sekunden. Die Nährflüssigkeit wird aus der Umgebung angesaugt, und dieses regelmässige Festmahl erhält die Bandscheiben auf Dauer flexibel fit.

moving hält die kleinen Wirbelgelenke mobil

Ein weiterer Vorteil von *moving* ist die Tatsache, das die lockeren und langsamen Bewegungen die Facettengelenke der Wirbelsäule davor bewahren zu blockieren. Dadurch bleibt der Drehpunkt der Wirbel dort, wo er für die Wirbelsäule am Besten ist und keine Mehrbelastung der Bandscheiben verursacht. Hingegen ist bei blockierten Facettengelenken der Drehpunkt der Wirbelkörper verschoben und dadurch wird den ohnehin schon ziemlich belasteten Bandscheiben noch mehr zugemutet. Eine regelmäsige Bewegung der kleinen Gelenke der Wirbelsäule durch *moving* sorgt somit dafür, dass Sie Ihre Bandscheiben vor unnötigen Belastungen bewahren.

moving hält Bänder und Sehnen elastisch und den Rücken beweglich!

Die einzelnen Wirbelkörper der Wirbelsäule werden durch einen faszinierend komplexen Bandapparat zusammengehalten, der aus vielen Sehnen und Bändern besteht. Das extrem beharrliche Sehnengewebe, das unangenehm fest und nur mit wenigen Versorgungsadern durchzogen ist, ziert sich ziemlich lange, nachzugeben und dem natürlichen Trend der Verkürzung Einhalt zu bieten. Aber wenn Sie lange genug dran bleiben und immer wieder Ihren Bewegungsraum sanft bis zum Anschlag ausnützen – ohne dabei Schmerzen zu spüren – dann läßt sich langfristig jedes Sehnen-gewebe dazu überreden, wieder flexibler und länger zu werden, auch der Bandapparat der Wirbelsäule!
Diese Dehnungsreize effizient einzusetzen, gelingt am Besten mit – *moving*, also mit lockerer und langsamer Bewegung. Überzeugen Sie sich selbst mit einem kleinen Test:
Ballen Sie Ihre Hand zur Faust und

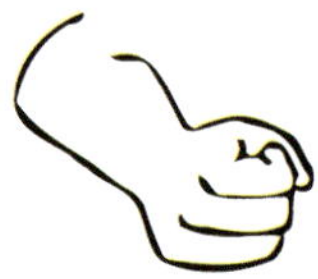

bewegen Sie die total angespannte, geballte Faust im Kreis – ziemlich mühsam, was? Jetzt schütteln Sie die Hand aus und schliessen diese so sanft und locker, als hätten Sie ein

Wachtelei in der Hand, das Sie nicht zerdrücken möchten. Bewegen Sie nun diese lockere Hand ebenfalls im Kreis. Ein ganz anderes Gefühl, stimmt's? Angenehmer? Leichter? Weniger mühsam? Sie können das Handgelenk in einem weiteren Radius drehen? Eigentlich logisch, denn wenn Sie Ihre Muskeln anspannen, ziehen sich diese zusammen und sind dann kürzer, sodass der Radius der Bewegung kleiner ist. Hingegen haben Sie bei lockeren Muskeln einen größeren Bewegungsspielraum und können Ihre Sehnen auch entsprechend weiter dehnen – wie langwierig das auch immer ist. Um eine wirklich effiziente Dehnung zu erreichen hält man am Besten das Gewebe 10 bis 30 Sekunden in der maximalen Dehnung. Dann sollten Sie aber noch etwas weiter dehnen (aber bitte ohne grosse Schmerzen) um die Endposition wieder 10 bis 30 Sekunden zu halten. Wenn Sie zusätzlich zur lockeren Bewegung die Sehnen und Bänder in Ihrem Organismus auf diese Weise dehnen, schlagen Sie in Zukunft Ihre (erwachsenen) Kinder leicht was Ihre Beweglichkeit angeht.

***moving* mobilisiert die Feinmuskulatur der Wirbelsäule!**

moving aktiviert Muskelbereiche im Rücken, die bei anderen Trainingsarten oft zu kurz kommen wie z.B. die Feinmuskulatur entlang der Wirbelsäule. Wird dieser innerste Muskelbereich überhaupt nicht bewegt, so verkürzen und verhärten sich diese kleinen Muskeln und die Wirbelkörper verfestigen sich mit der Zeit. Um diese feine Wirbelsäulenmuskulatur zu mobilisieren, müssen die einzelnen Wirbelkörper bewegt werden, und dies gelingt nur durch kleine und langsame Bewe-gungen, also durch *moving*. So wenig spektakulär die *moving*-Bewegungen auf den ersten Blick auch aussehen, so vielfältig und effizient ist bei genauer Betrachtung deren Wirkung, wobei die Mobilisierung der einzelnen

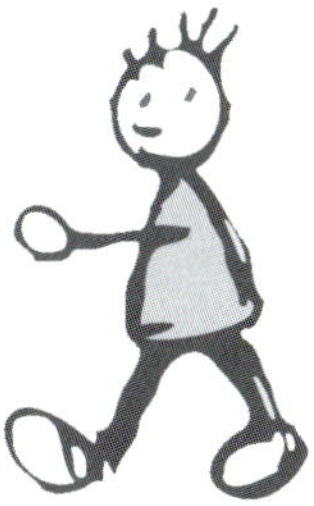

Wirbelkörper wichtig für den Erhalt der Beweglichkeit der Wirbelsäule ist. Sie steuern damit einer Versteifung des Zentrums Ihres Bewegungsapparates effektiv entgegen und erreichen langfristig, zusammen mit Ausgleichssport in der Freizeit, dass Ihre Wirbelsäule jung und beweglich bleibt.

***moving* pflegt die Muskel-Balance!**

Wenn Sie noch nie von einer Muskel-Dysbalance gehört haben, freuen Sie sich, denn die Menschen, die diesem

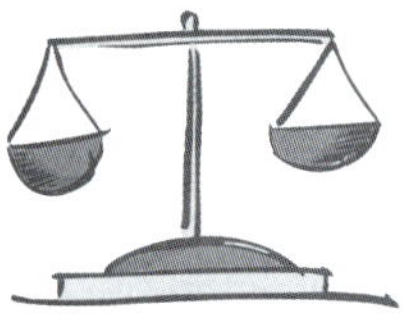

Krankheitsbild ausgesetzt sind, würden liebend gerne mit Ihnen tauschen. Der Hintergrund für das Zustande-kommen einer Muskeldysbalance hat mit der Tatsache zu tun, dass die Muskeln aus unterschied-lichen Muskelfasern zusammengesetzt sind und zwar aus:

- Fast-Twitch-Muskelfasern (FT), die für den kurzzeitigen Einsatz bei hohen Leistungsanforderungen bestimmt sind,
- die Slow-Twitch-Muskelfasern (ST), die jegliche Art von Ausdauerarbeit verrichten.

Die FT-Muskelbereiche sind also dazu da, um Bewegungen mit Kraft auszuführen und die ST-Muskelbereiche machen die normale Alltagsarbeit (eine sehr vereinfachte Darstellung, aber im Großen und Ganzen zutreffend). Wenn Sie nun Ihre Muskulatur in bester Absicht kräftigen möchten, sollten Sie vorher die Slow-Twitch-Muskel-Bereiche durch langsame lockere Bewegung und Dehnung aktivieren. Warum? Wenn Sie dies nicht tun, blockieren die inaktiven ST-Muskelfasern die Arbeit der FT-Muskelfasern und Ihre ganze schöne Plackerei ist ziemlich umsonst, wenn nicht sogar kontraproduktiv! Das heißt also – alles Extreme verursacht Probleme:

- Wenn Sie Ihre Muskeln überhaupt nicht anstrengen, dann verkümmern die FT-Muskelanteile und
- wenn Sie Ihre Muskulatur nie locker bewegen und sanft dehnen, verkürzen sich die ST-Anteile.

Wird also eine der beiden Muskelfasergruppen vernachlässigt, verliert die Muskulatur bis zu einem gewissen Grad ihre Funktionstüchtigkeit. Es entsteht die sogenannte Muskel-Dysbalance, ein Ungleichgewicht zwischen den Muskelpaaren wodurch langfristig Schmerzen und gesundheitliche Probleme eintreten.

moving **fördert die Durchblutung!**

Natürlich ist praktisch jede Bewegung durchblutungsfördernd, aber die Quantität der Durchblutung hängt sehr von der Art der Bewegung ab. Wenn die Muskulatur unter großer Anspan-nung bewegt wird, haben die Adern logischerweise nicht so viel Raum wie bei einer lockeren Bewegung und es kann nicht so viel Blut durch die eingeklemmten Gefäße fließen. Ähnlich wie bei einem Schwamm wird also das Blut durch die Anspannung erst einmal aus den Muskeln gedrückt und die Blutgefäße füllen sich erst wieder beim Lockerlassen der Muskulatur. Wenn Sie sich mit all Ihrer Kraft bewegen, werden die Muskelfasern ausgequetscht; hingegen werden bei langsamer und lockerer Bewegung in Sekunden auch feine Kappilargefäße durchblutet und es breitet sich dadurch eine wohlige Wärme aus (sehr angenehm im Winter). Je länger Sie sich locker bewegen, desto besser wird die Durchblutung im gesamten Körper, wobei der Blutfluss bis auf das Dreißigfache (!) ansteigen kann. Diese Verbesserung der Durchblutung bewirkt in Ihrem Organismus eine Vielzahl positiver Effekte, die in der Summe ein echter Jungbrunnen sind:

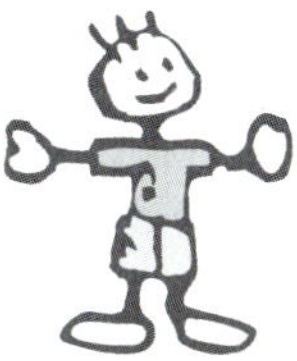

Normalisierung des Blutdrucks

Lockere und langsame Bewegung normalisiert den Blutdruck, denn die Lockerung der Muskeln bewirkt, dass die Gefäße weiter werden und dadurch natürlich auch der Druck sinkt, den der Blutfluss auf die Gefäßwand ausübt. Der Blutdruck wird dadurch um einige Punkte niederer – ein Phänomen, das Sie mit jedem Blutdruckmeßgerät sofort nachprüfen können.

Anregung der Gehirnleistung

moving bewirkt nicht nur eine vermehrte Durchblutung im Körper, sondern versorgt auch das Gehirn vermehrt mit Nährflüssigkeit. Außerdem werden – nach neuesten Forschungen aus den USA bei meditativen Aktivtäten Gehirnareale angeregt, die bei positiven Gefühlen und guter Laune aktiv sind. Wenn Sie also zumindest zehn Minuten lang *moving* meditativ (also ganz bewußt und nicht neben Arbeit oder Fernsehen) durchführen, dann können sie anschliessend nicht nur besser denken, sondern fühlen sich auch noch besser.

Verbesserung der Atmungsfunktion

Je mehr Ihr Organismus unter Stress steht, desto flacher und schneller wird automatisch die Atmung. Eine tiefe und ruhige Atmung ist jedoch der billigste und gesündeste Jungbrunnen, den es gibt, denn damit versorgen Sie nicht nur die Muskulatur, sondern auch alle Organe, also den gesamten Organismus ausreichend mit dem lebensnotwendigen Sauerstoff. Immer wieder mal locker und langsam bewegen – und

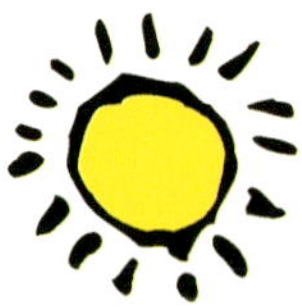

schon gönnen Sie sich gratis und franko eine wohltuende Sauerstoffdusche, die Ihr System in erfrischender Weise aktiviert.

Aktivierung des Stoffwechsels und des Immunsystems

Eine Anregung des Blutflusses fördert die Funktionsfähigkeit der Zellen und regt den Stoffwechsel und das Immunsystem zur Arbeit an. Damit wird u.a. die Aktivität des Immunsystem verbessert – einer der wichtigsten Parameter zur Abwehr von Krankheiten und dem Erhalt der Gesundheit.

***moving* bringt Ihr vegetatives Nervensystem ins Gleichgewicht!**

Ihr vegetatives Nervensystem besteht aus zwei korrespondierenden Teilen, dem Sympathicus, der Ihren Organismus aktiviert, und dem Parasympathicus, der für die Ruhepolung und Regeneration zuständig ist:

- Sind Sie unter Stress, dann sind Sie auf höchste Aktivität gepolt. Ihr Muskelapparat ist unter Anspannung, denn es herrscht das Gefühl vor, Sie benötigen unentwegt Kraft für einen drohenden Kampf oder Flucht.

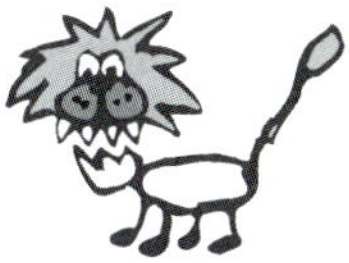

- Wenn Sie in einer emotional ruhigen Phase sind und das Gefühl haben, Sie brauchen im Moment gar nichts zu tun außer Ihr Leben, das Essen, die Natur zu geniessen, ist Parasympathicus aktiv und Ihr Organismus erhält die Gelegenheit zum erholsamen Regenerieren und Auftanken.

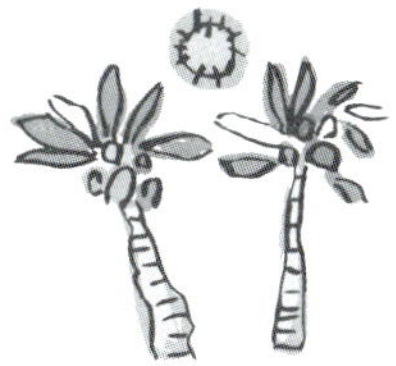

Auszeiten, in denen Sie sich voller Genuß freuen, sind somit optimal erholsam. Problematisch wird es aber dann, wenn Sie während langer Stressphasen eine Pause einlegen und sich zwischendurch erholen möchten. Denn um trotz vorhandener Anforderungen auf Ruhe umschalten zu können, müssen Sie Ihrem Vegetativum erst einmal klar machen, dass Sie im Moment von keinem 'Löwen' bedroht werden, sondern nur von einem Aktenstapel erwartet werden und Sie eigentlich gänzlich unbeschadet Pause machen können. Nur zu denken: „Ich möchte jetzt schlafen" oder „Ich bin ganz relaxed" reicht, wie Sie sicher aus leidvoller Erfahrung wissen, nicht aus, um sich entspannen zu können. In den allermeisten Fällen glaubt Ihnen in Pausen zwischen Stressphasen Ihr Organismus nicht, dass Sie keiner Bedrohung ausgesetzt sind und Sie bleiben angespannt. Entweder sind Sie also ein Nervenriese und können trotz schwierigster Umstände Ihr Nickerchen machen, ehe Sie sich wieder den wartenden Anforderungen widmen. Ihr Körper bleibt bei seiner klaren Reaktions: „Solange es Stress gibt, droht Gefahr!“ – und Ihre Erholungsphase fällt ins Wasser. Der Trick, auch in Stressphasen abschalten und auftanken zu können, liegt darin, mit Ihrem vegetativen Nervensystem zu kommunizieren.

Es gilt, Ihrem Organismus einen handfesten Beweis zu liefern, dass kein 'Löwe' draußen sitzt und diesem auf eine vegetativ verständliche Weise Ihr Anliegen – bitte Ruhe – zu vermitteln? Wie dies funktioniert? Sie haben es erraten – durch *moving*! Sie lassen locker und bewegen sich langsam und Ihr System schlußfolgert sofort: wenn Sie die Muße haben, sich derart langsam zu bewegen, dann muss einfach alles in Ordnung sein; bei Gefahr würden Sie sich definitiv wesentlich schneller bewegen. *moving* – sich locker und langsam bewegen – ist also ein präziser Code für das vegetative Nervensystem, eine sofortige Ruhepolung eintreten zu lassen und sich im Alltag trotz Stress und wartender Anforderungen immer und überall genussvoll erholen zu können.

Je öfter Sie *moving* und damit den bewussten Umschaltprozess von Anspannung auf Ruhepolung durchführen, auch wenn es nur für wenige Sekunden ist, desto besser automatisiert sich die Fähigkeit, jederzeit abschalten zu können und Sie werden mit der Zeit besser entspannen können, sobald Sie dies möchten. Langfristig sind Sie dann in der Lage auch in Stresssituationen Ihr Spannungsniveau bewusst zu reduzieren und trotz vielfacher Anforderungen gelassen zu bleiben. Einige Wochen,

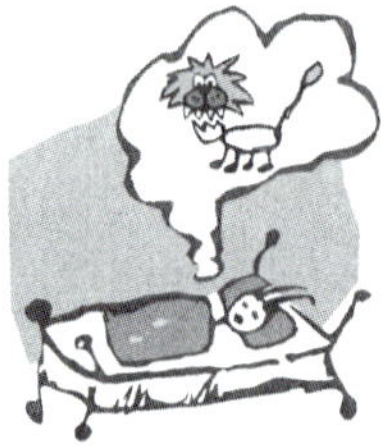

Monate (je nach Mentalität manchmal auch Jahre) *moving* und Sie haben Ihre Fähigkeit, von Stress auf Ruhe umzuschalten, so trainiert, dass Sie, wie auf Knopfdruck abschalten und regenerieren können. Ein herrliches Gefühl, sich erst dann wieder mit dem lästigen Alltagskram beschäftigen zu müssen, wenn man sich bewusst dafür entscheidet!

moving fördert Ihr Körpergefühl!

Versuchen Sie einmal, sich schnell zu bewegen und dabei zu beobachten, wie die Bewegung abläuft. Ziemlich schwierig, wenn nicht unmöglich? Eigentlich logisch, genauso wie die Tatsache, dass Sie bei schneller Bewegung auch nicht spüren können, wann Sie am Ende Ihrer Beweglichkeit angekommen sind und Ihre Muskeln und Sehnen mit einem 'Autsch' zu reagieren beginnen. Wenn Sie die wichtige Information Ihres Körpers 'STOP' aber nicht bekommen oder einfach ignorieren, wird man Sie vielleicht mit einer gewissen Bewunderung ob Ihrer (vermeintlichen) Beweglichkeit betrachten, aber Sie vergewaltigen und traumatisieren Ihre Muskeln ganz erheblich, und das kann üble Konsequenzen haben. Entweder kündigen Ihnen die Muskeln kurzfristig die Freundschaft auf und beginnen zu schmerzen oder ein Muskel tritt überhaupt in den Streik und konfrontiert Sie mit einem glatten Riss. All das können Sie sich ersparen, wenn Sie sich so locker und langsam bewegen, dass Sie bewusst beobachten können, wie weit Ihre Muskeln, Sehnen und Bänder mitmachen. Das ist besonders bei Dehnungen und bei Bewegungen des Rückenraumes mehr als zu empfehlen. Sie spüren dann, wenn Sie am Ende Ihres Bewegungsspielraumes angekommen sind, wie es in dem gedehnten Bereich langsam zu ziehen beginnt und hören idealerweise mit der Bewegung auf, wenn es anfängt weh zu tun. Ihre Muskulatur profitiert somit von einer bewusst langsam und locker ausgeführten Dehnung wesentlich mehr, als von schnellen, forcierten Bewegungen

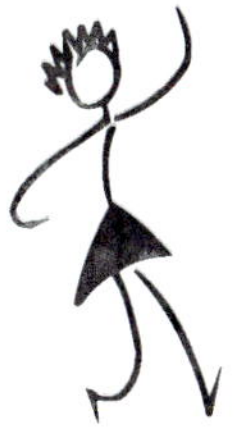

und dankt Ihnen Ihre Rücksichtnahme nicht nur durch eine gute Beweglichkeit. Mit der Zeit bekommen Sie auf diese Art ein gutes Körpergefühl. Ihr Wohlbefinden verbessert sich spürbar, wenn Sie mit sich nett und rücksichtsvoll umgehen und Sie spüren immer deutlicher, was Ihnen gut tut – und zwar in jeder Hinsicht.

moving **schafft die Basis für viele östlichen Bewegungstechniken**

Je grösser der Alltagsdruck wird und je mehr die Hektik eines stressreichen Lebens seinen gesundheitlichen Tribut fordert, desto grösser wird die Sehnsucht, sich aus diesem Teufelskreis von Arbeitsüberlastung, Zeitmangel und

Erholungsdefizit zu befreien. Wenn auch viele der Versprechen von zumeist fernöstlichen Gurus für Menschen der westlichen Hemisphäre ausserhalb des Erreichbaren liegen und die 'Unsterblichkeit' sicher durch auch noch so phantastische Übungen nicht erreicht werden kann, so bieten östliche Techniken dennoch eine gute Möglichkeit, Stress und Hektik im Alltag wesentlich zu reduzieren. Dieses uralte Wissen um die Zusammenhänge zwischen Muskelspannung und mentaler Spannung, zwischen innerer und äußerer Haltung, zwischen körperlichen und mentalen Abläufen ist in alten Techniken wie Yoga, Chi Gong oder Tai Chi Chuan lebendig geblieben. Wenn diese Techniken verantwortungsbewußt und kompetent weitergegeben werden, so wirkt sich die Praxis dieser Übungssysteme für Menschen aus Ost und West gleichermassen segensreich auf Gesundheit und Wohlbefinden aus. Aber genauso, wie man in der Mathe-matik erst das 1 x 1 beherrschen muß, ehe man weitere mathematische Zusammenhänge erfassen kann, so ist es auch für die Praxis fernöstlicher Techniken unerlässlich, eine grundlegende Körperwahrnehmung zu erlernen, ehe man die wohltuenden Auswirkungen der einzelnen Übungen erleben kann. Wenn Sie nun durch *moving* schon ein gutes Körpergefühl entwickelt haben und Spannungen in Ihrem Organismus wahrnehmen und verringern können, dann kommen Sie wesentlich schneller in den vollen Genuss der körperlichen und mentalen Entlastung und spüren, wie Ihre Lebensqualität schon nach kurzer Übungszeit besser wird.

Sie möchten wissen, auf welche Weise sich Ihre Lebensqualität verbessert? Ohne die zahlreichen wunderbaren Wirkungen zu nennen, die in der einschlägigen Literatur aufgeführt sind, kann ich Ihnen aus eigener Erfahrung bestätigen, dass man

- mehr Energie zur Verfügung hat und leistungsfähiger wird;
- im Alltag und in Stresssituationen belastbarer wird;

- nie mehr kalte Hände und Füsse hat;
- Erkältungwellen häufiger unbeeindruckt übersteht;
- besser schläft;
- wahlweise intensiv arbeiten und dann wieder sich intensiv erholen kann;
- sich nicht mehr so oft ärgert und dadurch heiterer wird;
- körperlich und mental lockerer wird;
- und öfter kleine Momente im Leben ganz bewusst geniessen kann.

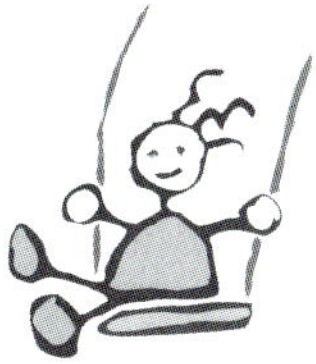

Für all dies und noch einiges mehr legen Sie mit *moving* den Grundstein.

*****

Ich wünsche Ihnen viel Spass mit *moving* und freue mich über ein Feed Back.

Roswitha Ram
info@moving.de
Fax (08022) 8 53 23

Literaturverzeichnis

Blaha, F. (1995)
Der Mensch am Bildschirm-Arbeitsplatz. Ein Handbuch über Recht, Gesundheit und Ergonomie. Springer-Verlag, Wien.

Denner, A. (1998)
Muskuläre Profile der Wirbelsäule. Springer-Verlag, Berlin

Elkeles, T.; Lenhardt, U.; Rosenbrock, R. (1994)
Betriebliche Prävention von Rückenschmerzen. In: Rosenbrock, R.; Kühn, H.; Köhler, B.M. (Hrsg.): Präventionspolitik. Gesellschaftliche Strategien der Gesundheitssicherung, Berlin S. 160-187.

Kinkel, B. (1999)
Effektivität einer Verhältnis- und Verhaltensprävention zur Lösung des Problems Rückenschmerz am Arbeitsplatz. DSHS Köln

Krüger, H. (1995)
Richtig sitzen! Gesundheitsschäden vermeiden durch Sitzgestaltung und Sitzhaltung.
Schick, München

Osterholz, U. (1991)
Gegenstand, Formen und Wirkung arbeitsweltbezogener Interventionen zur Prävention muskuloskelettaler Beschwerden und Erkrankungen.
Wissenschaftszentrum für Sozialforschung, Berlin

Pfingsten, M.; Hildebrandt, J. (1998) Chronischer Rückenschmerz: Wege aus dem Dilemma.
Verlag Hans Huber, Bern

Traute, H.C.; Kessler, M. (1993) Rückenschmerzen: Ätiologie und Chronifizierung zwischen Psychologie und Medizin.
In: Psychomed, Jg. 5, S. 152-163

Weiterführende Literatur

Bo Yin Ra
Das Buch vom Glück
Kober Verlag, Berlin

Herrigel, E.
Zen in der Kunst des Bogenschiessens
Otto Wilhelm Barth Verlag, München

Kobayashi, P. u. T.
Tai Chi Chuan
Hugendubel Verlag, München

Reid, D.
Chi Gung
Econ Taschenbuch Verlag, München

Hoffmann, Dr. I.
Faulheit ist das halbe Leben
Mosaik Verlag, München

Reheis, F.
Die Kreativität der Langsamkeit
Primus Verlag, Darmstadt

Bastian, T.
Lebenskünstler leben länger
Kindler Verlag, Reinbek bei Hamburg

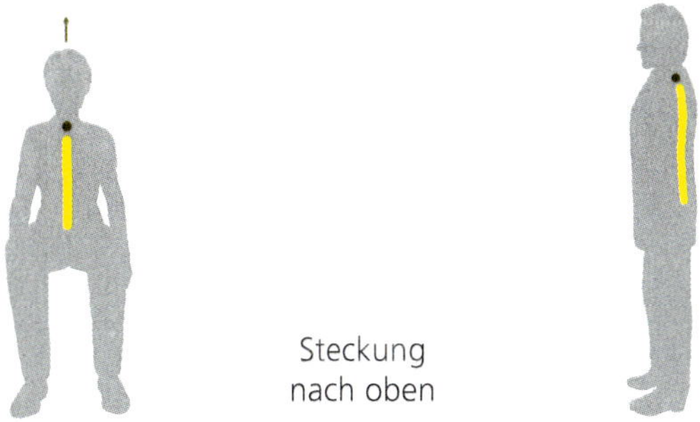

Steckung
nach oben

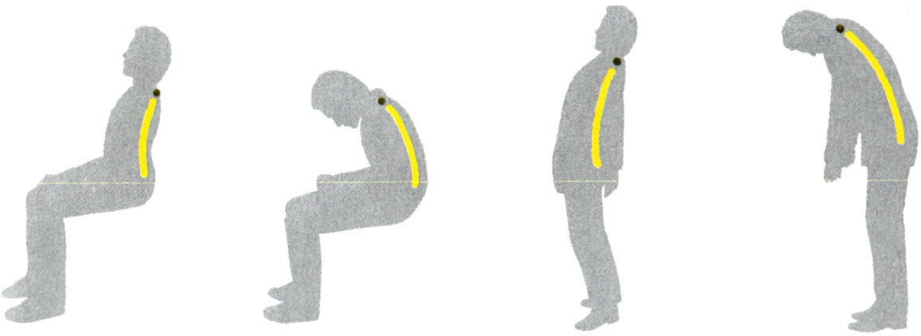

Beugung
vor und zurück

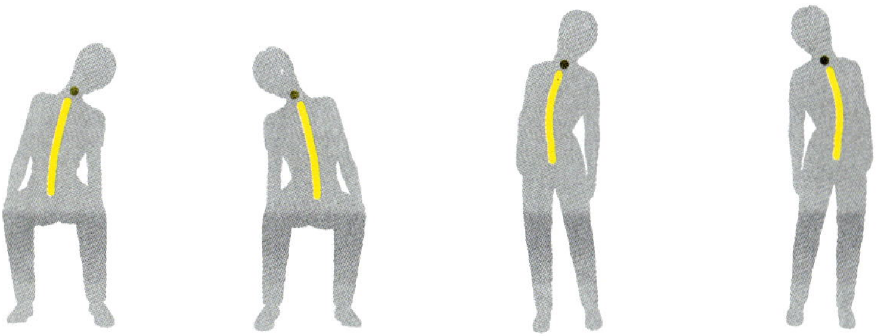

Bewegung
nach rechts
und links

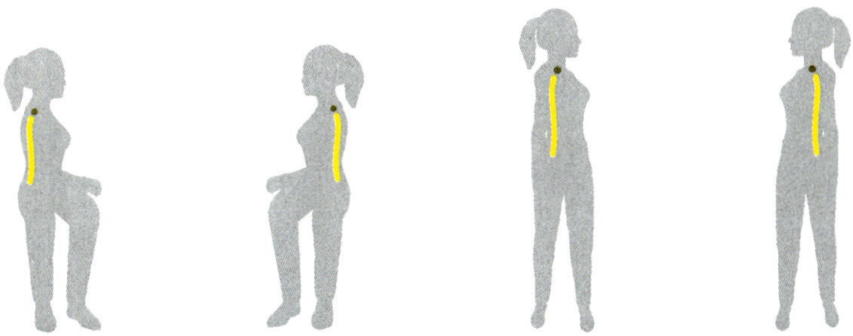

Drehung
nach rechts
und links

Inhalt